中医临床必读丛书 重刊

明·佚名氏 撰

郑金生 整理

银海精微

人民卫生出版社

·北京·

图书在版编目（CIP）数据

银海精微 /（明）佚名氏撰；郑金生整理. —北京：
人民卫生出版社，2023.3
（中医临床必读丛书重刊）
ISBN 978-7-117-34487-6

Ⅰ. ①银… Ⅱ. ①佚… ②郑… Ⅲ. ①中医五官科学
－眼科学－中国－唐代 Ⅳ. ①R276.7

中国国家版本馆 CIP 数据核字（2023）第 036413 号

人卫智网	www.ipmph.com	医学教育、学术、考试、健康， 购书智慧智能综合服务平台
人卫官网	www.pmph.com	人卫官方资讯发布平台

中医临床必读丛书重刊
银海精微
Zhongyi Linchuang Bidu Congshu Chongkan
Yinhai Jingwei

撰　　者：明·佚名氏
整　　理：郑金生
出版发行：人民卫生出版社（中继线 010-59780011）
地　　址：北京市朝阳区潘家园南里 19 号
邮　　编：100021
E - mail：pmph @ pmph.com
购书热线：010-59787592　010-59787584　010-65264830
印　　刷：三河市宏达印刷有限公司
经　　销：新华书店
开　　本：889×1194　1/32　印张：7.5
字　　数：116 千字
版　　次：2023 年 3 月第 1 版
印　　次：2023 年 5 月第 1 次印刷
标准书号：ISBN 978-7-117-34487-6
定　　价：32.00 元

打击盗版举报电话：010-59787491　E-mail：WQ @ pmph.com
质量问题联系电话：010-59787234　E-mail：zhiliang @ pmph.com
数字融合服务电话：4001118166　E-mail：zengzhi @ pmph.com

重刊说明

中医药学是中华民族的伟大创造,是中国古代科学的瑰宝,也是打开中华文明宝库的钥匙,为中华民族繁衍生息做出了巨大贡献,对世界文明进步产生了积极影响。中华五千年灿烂文化,"伏羲制九针""神农尝百草",中医经典著作作为中医学的重要组成部分,是中医药文化之源、理论之基、临床之本。为了把这些宝贵的财富继承好、发展好、利用好,人民卫生出版社于 2005 年推出了《中医临床必读丛书》(简称《丛书》)(105 种),随后于 2017 年推出了《中医临床必读丛书》(典藏版)(30 种),丛书出版后深受读者欢迎,累计印制近 900 万册,成为了中医药从业人员和爱好者的必读经典。

毋庸置疑,中医古籍不仅是中医理论的基础,更是中医临床坚强的基石,提高临床疗效的捷径。每一位中医从业者,无不是从中医经典学起的。"读经典、悟原理、做临床、跟名师、成大家"是中医成才的必要路径。为了贯彻落实党的二十大报告指出的促进中医药传承创新发展和《关于推进新时代古籍工作的意见》

要求,传承中医典籍精华,同时针对后疫情时代中医药在护佑人民健康方面的重要性以及大众对于中医经典的重视,我们因时因势调整和完善中医古籍出版工作,因此,在传承《丛书》原貌的基础上,对105种图书进行了改版,推出《中医临床必读丛书重刊》(简称《重刊》)。为了便于读者阅读,本版尽量保留原版风格,并采用双色印刷,将"养生类著作"单列,对每部图书的导读和相关文字进行了更新和勘误;同时邀请张伯礼院士和王琦院士为《重刊》作序,具体特点如下:

1. **精选底本,校勘严谨** 每种古籍均由各科专家遴选精善底本,加以严谨校勘,为读者提供精准的原文。在内容上,考虑中医临床人员的学习需要,一改过去加校记、注释、语译等方式,原则上只收原文,不作校记和注释,类似古籍的白文本。对于原文中俗体字、异体字、避讳字、古今字予以径改,不作校注,旨在使读者在研习之中渐得旨趣,体悟真谛。

2. **导读要览,入门捷径** 为了便于读者学习和理解,每本书前撰写了导读,介绍作者生平、成书背景、学术特点,重点介绍该书的主要内容、学习方法和临证思维方法,以及对临床的指导意义,对书的内容提要钩玄,方便读者抓住重点,提升学习和临证效果。

3. **名家整理,打造精品** 《丛书》整理者如余瀛鳌、钱超尘、郑金生、田代华、郭君双、苏礼等大部分专家都参加了我社 20 世纪 80 年代中医古籍整理工作，他们拥有珍贵而翔实的版本资料，具备较高的中医古籍文献整理水平与丰富的临床经验，是我国现当代中医古籍文献整理的杰出代表，加之《丛书》在读者心目中的品牌形象和认可度，相信《重刊》一定能够历久弥新，长盛不衰，为新时代我国中医药事业的传承创新发展做出更大的贡献。

主要分类和具体书目如下：

 经典著作

《黄帝内经素问》　　　《金匮要略》

《灵枢经》　　　　　　《温病条辨》

《伤寒论》　　　　　　《温热经纬》

 诊断类著作

《脉经》　　　　　　　《濒湖脉学》

《诊家枢要》

③ 通用著作

《中藏经》　　　　　　《三因极一病证方论》

《伤寒总病论》　　　　《素问病机气宜保命集》

《素问玄机原病式》　　《内外伤辨惑论》

《儒门事亲》   《石室秘录》

《脾胃论》   《医学源流论》

《兰室秘藏》   《血证论》

《格致余论》   《名医类案》

《丹溪心法》   《兰台轨范》

《景岳全书》   《杂病源流犀烛》

《医贯》   《古今医案按》

《理虚元鉴》   《笔花医镜》

《明医杂著》   《类证治裁》

《万病回春》   《医林改错》

《慎柔五书》   《医学衷中参西录》

《内经知要》   《丁甘仁医案》

《医宗金鉴》

◆4 各科著作

(1)内科

《金匮钩玄》   《张氏医通》

《秘传证治要诀及类方》 《张聿青医案》

《医宗必读》   《临证指南医案》

《医学心悟》   《症因脉治》

《证治汇补》   《医学入门》

《医门法律》   《先醒斋医学广笔记》

《温疫论》　　　　《串雅内外编》

《温热论》　　　　《医醇賸义》

《湿热论》　　　　《时病论》

(2) 外科

《外科精义》　　　《外科证治全生集》

《外科发挥》　　　《疡科心得集》

《外科正宗》

(3) 妇科

《经效产宝》　　　《傅青主女科》

《女科辑要》　　　《竹林寺女科秘传》

《妇人大全良方》　《济阴纲目》

《女科经纶》

(4) 儿科

《小儿药证直诀》　《幼科发挥》

《活幼心书》　　　《幼幼集成》

(5) 眼科

《秘传眼科龙木论》《眼科金镜》

《审视瑶函》　　　《目经大成》

《银海精微》

(6) 耳鼻喉科

《重楼玉钥》　　　《喉科秘诀》

《口齿类要》

(7)针灸科

《针灸甲乙经》　　　　　《针灸大成》

《针灸资生经》　　　　　《针灸聚英》

《针经摘英集》

(8)骨伤科

《永类钤方》　　　　　　《世医得效方》

《仙授理伤续断秘方》　　《伤科汇纂》

《正体类要》　　　　　　《厘正按摩要术》

⑤　养生类著作

《寿亲养老新书》　　　　《老老恒言》

《遵生八笺》

⑥　方药类著作

《太平惠民和剂局方》　　《得配本草》

《医方考》　　　　　　　《成方切用》

《本草原始》　　　　　　《时方妙用》

《医方集解》　　　　　　《验方新编》

《本草备要》

人民卫生出版社

2023 年 2 月

序 一

党的二十大报告提出,把马克思主义与中华优秀传统文化相结合。中医药学是中国古代科学的瑰宝,也是打开中华文明宝库的钥匙。当前,中医药发展迎来了天时、地利、人和的大好时机。特别是近十年来,党中央、国务院密集出台了一系列方针政策,大力推动中医药传承创新发展,其重视程度之高、涉及领域之广、支持力度之大,都是前所未有的。"识势者智,驭势者赢",中医药人要乘势而为,紧紧把握住历史的机遇,承担起时代的责任,增强文化自信,勇攀医学高峰,推动中医药传承创新发展。而其中人才培养是当务之急,不可等闲视之。

作为中医药人才成长的必要路径,中医经典著作的重要性毋庸置疑。历代名医先贤,无不熟谙经典,并通过临床实践续先贤之学,创立弘扬新说;发皇古义,融会新知,提高临床诊治水平,推动中医药学术学科进步,造福于黎庶。孙思邈指出:"凡欲为大医,必须谙《素问》《甲乙》《黄帝针经》……"李东垣发《黄帝内经》胃气学说之端绪,提出"内伤脾胃,百病由生"的观点，一部《脾胃论》成为内外伤病证辨证之圭臬。经典者，路志正国医大师认为：原为"举一纲而万目张，解一卷而众篇明"之作，经典之所以奉为经典，一是经过长时间的临床实践检验，具有明确的临床指导作用和理论价值；二是后代医家在学术流变中，不断诠释、完善并丰富了其内涵与外延，使其与时俱进，丰富和发展了理论。

如何研习经典，南宋大儒朱熹有经验可以借鉴：为学之道，莫先于穷理；穷理之要，必在于读书；读书之法，莫贵于循序而致精；而致精之本，则又在于居敬而持志。读朱子治学之典，他的《观书有感》诗歌可为证："半亩方塘一鉴开，天光云影共徘徊。问渠那得清如许？为有源头活水来。"可诠释读书三态：一是研读经典关键是要穷究其理，理在书中，文字易懂但究理需结合临床实践去理解、去觉悟；更要在实践中去应用，逐步达到融汇贯通，圆机活法，亦源头活水之谓也。二是研读经典当持之以恒，循序渐进，读到豁然以明的时候，才能体会到脑洞明澄，如清澈见底的一塘活水，辨病识证，仿佛天光云影，尽映眼前的境界。三是研读经典者还需有扶疾治病、济世救人之大医精诚的精神；更重要的是，读经典还需怀着敬畏之心去研读赏析，信之用之日久方可发扬之；有糟粕可弃用,但须慎之。

在这次新型冠状病毒感染疫情的防治中,疫病相关的中医经典发挥了重要作用,2020年疫情初期我们通过流调和分析,明确了新型冠状病毒感染是以湿毒内蕴为核心病机、兼夹发病为临床特点的认识,有力指导了对疫情的防治。中医药早期介入,全程参与,有效控制转重率,对重症患者采取中西医结合救治,降低了病死率,提高了治愈率。所筛选出的"三药三方"也是出自古代经典。在中医药整建制接管的江夏方舱医院中,更是交出了564名患者零转重、零复阳,医护零感染的出色答卷。中西医结合、中西药并用成为中国抗疫方案的亮点,是中医药守正创新的一次生动实践,也为世界抗疫贡献了东方智慧,受到世界卫生组织(WHO)专家组的高度评价。

经典中蕴藏着丰富的原创思路,给人以启迪。青蒿素的发明即是深入研习古典医籍受到启迪并取得成果的例证。进入新时代,国家药品监督管理部门所制定的按古代经典名方目录管理的中药复方制剂,基于人用经验的中药复方制剂新药研发等相关政策和指导原则,也助推许多中医药科研人员开始从古典医籍中寻找灵感与思路,研发新方新药。不仅如此,还有学者从古籍中梳理中医流派的传承与教育脉络,以传统的人才培养方法与模式为现代中医药教育提供新的借鉴……可见中医药古籍中的内容对当代中医药科研、临床与教育均具有指导作用，应该受到重视与研习。

我们欣慰地看到，人民卫生出版社在20世纪50年代便开始了中医古籍整理出版工作，先后经过了影印、白文版、古籍校点等阶段，经过近70年的积淀，为中医药教材、专著建设做了大量基础性工作；并通过古籍整理，培养了一大批中医古籍整理名家和专业人才，形成了"品牌权威、名家云集""版本精良、校勘精准""读者认可、历久弥新"等鲜明特点，赢得了广大读者和行业内人士的普遍认可和高度评价。2005年，为落实国家中医药管理局设立的培育名医的研修项目，精选了105种中医经典古籍分为三批刊行，出版以来，重印近千万册，广受读者欢迎和喜爱。"读经典、做临床、育悟性、成明医"在中医药行业内蔚然成风，可以说这套丛书为中医临床人才培养发挥了重要作用。此次人民卫生出版社在《中医临床必读丛书》的基础上进行重刊，是践行中共中央办公厅、国务院办公厅《关于推进新时代古籍工作的意见》和全国中医药人才工作会议精神，以实际行动加强中医古籍出版工作，注重古籍资源转化利用，促进中医药传承创新发展的重要举措。

经典之书，常读常新，以文载道，以文化人。中医经典与中华文化血脉相通，是中医的根基和灵魂。"欲穷千里目，更上一层楼"，经典就是学术进步的阶梯。希望广大中医药工作者乃至青年学生，都要增强文化自觉和文化自信，传承经典，用好经典，发扬经典。

有感于斯，是为序。

中国工程院院士　国医大师
天津中医药大学　名誉校长　张伯礼
中国中医科学院　名誉院长
　　2023 年 3 月于天津静海团泊湖畔

序 二

中医药典籍浩如烟海,自先秦两汉以来的四大经典《黄帝内经》《难经》《神农本草经》《伤寒杂病论》,到隋唐时期的著名医著《诸病源候论》《备急千金要方》,宋代的《经史证类备急本草》《圣济总录》,金元时期四大医家刘完素、张从正、李东垣和朱丹溪的著作《素问玄机原病式》《儒门事亲》《脾胃论》《丹溪心法》等,到明清之际的《本草纲目》《医门法律》等,中医古籍是我国中医药知识赖以保存、记录、交流和传播的根基和载体,是中华民族认识疾病、诊疗疾病的经验总结,是中医药宝库的精华。

中华人民共和国成立以来,在中医药、中西医结合临床和理论研究中所取得的成果,与中医古籍研究有着密不可分的关系。例如中西医结合治疗急腹症,是从《金匮要略》大黄牡丹汤治疗肠痈等文献中得到启示;小夹板固定治疗骨折的思路,也是根据《仙授理伤续断秘方》等医籍治疗骨折强调动静结合的论述所取得的;活血化瘀方药治疗冠心病、脑血管意外和闭塞性脉管炎等疾病的疗效,是借鉴《医林改错》

等古代有关文献而加以提高的；尤其是举世瞩目的抗疟新药青蒿素，是基于《肘后备急方》治疟单方研制而成的。

党的二十大报告提出，深入实施科教兴国战略、人才强国战略。人才是全面建设社会主义现代化国家的重要支撑。培养人才，教育要先行，具体到中医药人才的培养方面，在院校教育和师承教育取得成就的基础上，我还提出了书院教育的模式，得到了国家中医药管理局和各界学者的高度认可。王琦书院拥有 115 位两院院士、国医大师的强大师资阵容，学员有岐黄学者、全国名中医和来自海外的中医药优秀人才代表。希望能够在中医药人才培养模式和路径方面进行探索、创新。

那么，对于个人来讲，我们怎样才能利用好这些古籍，来提升自己的临床水平？我以为应始于约，近于博，博而通，归于约。中医古籍博大精深，绝非只学个别经典即能窥其门径，须长期钻研体悟和实践，精于勤思明辨、临床辨证，善于总结经验教训，才能求得食而化，博而通，通则返约，始能提高疗效。今由人民卫生出版社对《中医临床必读丛书》(105 种)进行重刊，我认为是件非常有意义的事，《重刊》校勘严谨，每本书都配有导读要览，同时均为名家整理，堪称精品,是在继承的基础上进行的创新,这无疑对提高临床疗效、推动中医药事业的继承与发展具有积极的促进作用,因此,我们也会将《重刊》列为书院教学尤其是临床型专家成长的必读书目。

韶光易逝,岁月如流,但是中医人探索求知的欲望是亘古不变的。我相信,《重刊》必将对新时代中医药人才培养和中医学术发展起到很好的推动作用。为此欣慰之至,乐为之序。

中国工程院院士　国医大师　王琦

2023 年 3 月于北京

原　序

　　中医药学是具有中国特色的生命科学,是科学与人文融合得比较好的学科,在人才培养方面,只要遵循中医药学自身发展的规律,把中医理论知识的深厚积淀与临床经验的活用有机地结合起来,就能培养出优秀的中医临床人才。

　　百余年西学东渐,再加上当今市场经济价值取向的影响,使得一些中医师诊治疾病常以西药打头阵,中药作陪衬,不论病情是否需要,一概是中药加西药。更有甚者不切脉、不辨证,凡遇炎症均以解毒消炎处理,如此失去了中医理论对诊疗实践的指导,则不可能培养出合格的中医临床人才。对此,中医学界许多有识之士颇感忧虑而痛心疾首。中医中药人才的培养,从国家社会的需求出发,应该在多种模式、多个层面展开。当务之急是创造良好的育人环境。要倡导求真求异、学术民主的学风。国家中医药管理局设立了培育名医的研修项目,第一是参师襄诊,拜名师并制订好读书计划,因人因材施教,务求实效。论其共性,则需重视"悟性"的提高,医理与易理相通,重视易经相关理论的学习；还有文献学、逻辑学、生命科学原理与生物信息学等知识的学习运用。"悟性"主要体现在联系临床，提高思辨能力，破解疑难病例，获取疗效。再者是熟读一本临证案头书，研修项目精选的书目可以任选，作为读经典医籍研修晋级保底的基本功。第二是诊疗环境，我建议城市与乡村、医院与诊所、病房与门诊可以兼顾，总以多临证、多研讨为主。若参师三五位以上，年诊千例以上，必有上乘学问。第三是求真务实，"读经典做临床"关键在"做"字上苦下功夫，敢于置疑而后验证、诠释，进而创新，诠证创新自然寓于继承之中。

中医治学当溯本求源，古为今用，继承是基础，创新是归宿，认真继承中医经典理论与临床诊疗经验，做到中医不能丢，进而才是中医现代化的实施。厚积薄发、厚今薄古为治学常理。所谓勤求古训、融会新知，即是运用科学的临床思维方法，将理论与实践紧密联系，以显著的疗效，诠释、求证前贤的理论，于继承之中求创新发展，从理论层面阐发古人前贤之未备，以推进中医学科的进步。

综观古往今来贤哲名医，均是熟谙经典、勤于临证、发皇古义、创立新说者。通常所言的"学术思想"应是高层次的成就，是锲而不舍长期坚持"读经典做临床"，并且，在取得若干鲜活的诊疗经验基础上，应是学术闪光点凝聚提炼出的精华。笔者以弘扬中医学学科的学术思想为己任，绝不敢言自己有什么学术思想，因为学术思想一定要具备创新思维与创新成果，当然是在以继承为基础上的创新；学术思想必有理论内涵指导临床实践，能提高防治水平；再者，学术思想不应是一病一证一法一方的诊治经验与心得体会。如金元大家刘完素著有《素问病机气宜保命集》，自述"法之与术，悉出《内经》之玄机"，于刻苦钻研运气学说之后，倡"六气皆从火化"，阐发火热症证脉治，创立脏腑六气病机、玄府气液理论。其学术思想至今仍能指导温热、瘟疫的防治。严重急性呼吸综合征（SARS）流行时，运用玄府气液理论分析证候病机，确立治则治法，遣药组方获取疗效，应对突发公共卫生事件，造福群众。毋庸置疑，刘完素是"读经典做临床"的楷模，而学习历史，凡成中医大家名师者基本如此，即使当今名医具有卓越学术思想者，亦无例外。因为经典医籍所提供的科学原理至今仍是维护健康、防治疾病的准则，至今仍葆其青春，因此"读经典做临床"具有重要的现实意义。

　　值得指出，培养临床中坚骨干人才，造就学科领军人物是当务之急。在需要强化"读经典做临床"的同时，以唯物主义史观学习易理易道易图，与文、史、哲、逻辑学交叉渗透融合，提高"悟性"，指导诊疗工作。面对新世纪，东学西渐是另一股潮流，国外学者研究老聃、孔丘、朱熹、沈括之学，以应对技术高速发展与理论相对滞后的矛盾日趋突出的现状。譬如老聃是中国宇宙论的开拓者，惠施则注重宇宙中一般事物的观察。他解释宇宙为总包一切之"大一"与极微无内之"小一"构成，大而无外小而无内，大一寓有小一，小一中又涵有大一，两者相兼容而为用。如此见解不仅对中医学术研究具有指导作用，对宏观生物学与分子生物学的连接，纳入到系统复杂科学的领域至关重要。近日有学者撰文讨论自我感受的主观症状对医学的贡献和医师参照的意义；有学者从分子水平寻求直接调节整体功能的物质，而突破靶细胞的发病机制；有医生运用助阳化气、通利小便的方药同时改善胃肠症状，治疗幽门螺杆菌引起的胃炎；还有医生使用中成药治疗老年良性前列腺增生，运用非线性方法，优化观察指标，不把增生前列腺的直径作为唯一的"金"指标，用综合量表评价疗效而获得认许，这就是中医的思维，要坚定地走中国人自己的路。

　　人民卫生出版社为了落实国家中医药管理局设立的培育名医的研修项目，先从研修项目中精选20

种古典医籍予以出版，余下 50 余种陆续刊行，为我们学习提供了便利条件，只要我们"博学之，审问之，慎思之，明辨之，笃行之"，就会学有所得、学有所长、学有所进、学有所成。治经典之学要落脚临床，实实在在去"做"，切忌坐而论道，应端正学风，尊重参师，教学相长，使自己成为中医界骨干人才。名医不是自封的，需要同行认可，而社会认可更为重要。让我们互相勉励，为中国中医名医战略实施取得实效多做有益的工作。

王永炎

2005 年 7 月 5 日

导　读

　　《银海精微》出现于明代(约 16 世纪中期),是驰名中外的眼科著作。作者不明,后世托称唐代孙思邈撰。该书汲取明代及其以前的眼科成就,又增加许多眼病诊治内容,将眼科理论和药物、手术治疗紧密结合起来,成为指导中医眼科临床和研究古代中医眼科成就的重要参考书。该书不仅在中国受到重视,而且被西方学者译成英文,在世界范围广泛传播。

一、《银海精微》与作者

　　目前中医眼科著作中,论成书年代之早和影响之大,当首推《眼科龙木论》和《银海精微》。但就内容而言,晚出的《银海精微》更为丰富,临床实用价值也更大。

　　"银海"二字,是道家对眼睛的雅称。宋代苏轼《雪诗》有一联为"冻合玉楼寒起粟,光摇银海眩生花"。《瀛奎律髓》引王安石之说,谓道书以肩为"玉楼",目为"银海"。因此,"冻合玉楼寒起粟",是形容天气严寒,冻得人手抱双肩,浑身肌肤起鸡皮疙瘩。

"光摇银海眩生花"，是说雪光反射，把人眼睛都照花了，看不清东西。"银海"作"目"既然从宋代开始，所以《银海精微》一书绝对不可能是唐代孙思邈所撰。

《银海精微》二卷最早见载于清代黄虞稷《千顷堂书目》卷十四医家类，不著撰人。除此以外从无任何明代书目著录此书。该书现存多种明后期版本，都没有直接署名作者为孙思邈。清代翻刻《银海精微》多署名孙思邈撰，可能是因明刊本有一篇《唐真人孙思邈进眼药表》，因而引起了书商的联想，托孙氏之名以广其传。所谓《唐真人孙思邈进眼药表》，其作者署的是唐贞观十年崔科，与孙思邈无关。

能确定《银海精微》出现年代下限的依据是明刊本前的署名为"奉敕兵巡河北道"北海齐一经序。齐氏是山东潍县（今山东省潍坊市）人，明隆庆五年辛未（1571）进士，据考他管河北道当在明万历（1573—1619）间。齐序中说："《银海精微》二卷，未知何人氏所撰著。"后世各种刻本，多翻刻齐氏本。可知《银海精微》最晚出现的年代当为16世纪下半叶。其作者当是一位不愿意署名的明代眼科学家。

从理论上推导，齐氏之前应该还有更早的刊本，但今存的明刊本都无法认定是齐氏所依据的底本。中国中医科学院收藏有经范行准鉴定的明嘉靖本。

此本残缺后半部,书前无齐一经序,但有《唐真人孙思邈进眼药表》。此本文字不如中国医学科学院藏有齐序的明刊本准确,故很难说是嘉靖间所刊。因不明范行准先生鉴定依据所在,故今以中国医学科学院所藏明本为底本,以中国中医科学院所藏明本为主校本。

二、主要学术特点及对临床的指导意义

对《银海精微》的学术评价,以清代的《四库全书总目提要》最为权威:"其辨析诸证,颇为明晰。其法补泻兼施,寒温互用,亦无偏主一格之弊。"四库馆臣为了解除读者对该书作者不明、甚至托名孙思邈的顾虑,特别指出:"方技之家,率多依托。但求其术之可用,无庸核其书之必真……此书疗目之方,较为可取,则亦就书论而已。"也就是说该书之术对临床有用,尤其是疗目之方可取,因此不需要多考虑其书作者是谁。

《银海精微》列有82种病症。其中包括肉轮胞睑病12种,血轮大小眦病2种,气轮白睛病13种,风轮黑睛病20种,水轮瞳仁病13种,目痛7种,目痒2种,目外伤3种,目珠胀突4种,全身病所致目疾6种。其中虽然有20多种明显参考了《眼科龙木论》,但更多的病症出自该书。

82症之中,有80症分别配有一图。其图形比较简单,多数为一示意图,指示病变的部位或病态。图下的解说比较详尽,辨证细致入微。如天行赤眼的流行情况及症状、对瞳仁疾患的描述等,都很准确。对某些眼疾的辨析,较前人更为精确。范玉兰、和中浚撰文指出,《银海精微》修正了前人著作的某些错误。例如瞳仁干缺症,《眼科龙木论》中记载的重点在瞳神不圆及对视力的影响,将此症归为外障疾病。而《银海精微》则指出"亦系内障,与外障无预",将本病归为内障疾病,纠正了将其归为外障病的失误,且进一步描述其症"金井不圆,上下东西如锯齿,匾缺参差,久则渐渐细小,视物蒙蒙,难辨人物,相牵俱损"。其预后为:"此症失于医治,久久瞳多锁紧,如小针眼大,内结有云翳,或黄或青或白,阴看不大,阳看不小,遂成瞀疾耳!"正因为该书辨症细微,所以其治疗方法也更有针对性。

　　《银海精微》的另一个学术特点是治法丰富,其中内服最为丰富,还配合了很多外治法,如剌、洗、针、烙等。其立法选方比较平正而不偏颇。在明代,医家用药有尊李东垣、薛己者,好用温补;也有宗朱丹溪者,好用清凉滋阴之法。但在《银海精微》中,其选方用药明显不受当时风气的影响,这就是四库全书的编写者称赞该书"其法补泻兼施,寒温互用,亦无偏主一格之弊"的原因。书中还提出了"瞳神开大者,以酸收之;焦小者,以辛散之"的用药理论,是其独特之处。书后附有134种药物的药性与功治,可为眼科用药提供参考。

总之,《银海精微》能密切关注临床最为紧要的辨证与治疗两个重要环节,内容丰富,是中医眼科必须熟读的一种眼科著作。1998年,该书由两名德国学者(Jueren Kovacs & Paul U.Unschuld)译成英文(*Essential Subtleties on the Silver Sea——The Yin-hai jing-wei: A Chinese Classic on Ophrhalmology*),由美国加利福尼亚大学出版社出版,成为西方学者了解中国传统眼科成就的重要参考书。

三、如何学习应用《银海精微》

《银海精微》产生的时代距离当前至少已有400多年了。当西医传入中国以后,眼科治疗进入了一个新的时代。尤其是西医许多精密的仪器,使得医家对眼科疾病的观察更加深入细致。眼科外科手术的飞速发展,使某些在古代难度很高的眼科手术变得更便捷安全。20世纪上半叶盘尼西林(青霉素)、磺胺相继出现并应用之后,许多细菌感染性的眼科疾病得到了有效的控制。那么,当代再出版《银海精微》,我们应该从中学习些什么东西呢?

1. 注重辨证施治,发挥中医药的优势

必须看到的是,西医并不能解决所有的疾病。许多病毒性、免疫性以及由全身疾病引起的眼科病等,并不是单靠西医西药所能解决的。中医治疗的优势是注重个体特性,辨证施治,而不是按图索骥。因此,建议在学习《银海精微》80多个眼疾诊治内容时,特别要注重其辨证细微之点,分析某些眼疾产生的病因、病机,熟练运用辨证论治方法,这样才能从整体上把握中医眼科治疗的优势。

《银海精微》中有许多卓有疗效的眼科方剂,还有少数简易有效的外洗方,可以熟记并根据辨证结果化裁使用。例如"肝风目暗疼痛",是由于"肝肾虚劳、肝气不足,血虚"引起"不时疼痛,举发无时,痛则惟眼珠坠疼,颇有赤涩泪出,看物依稀,眼前多见花发数般,或黄或白或黑,见一物如见两般形状"。书中明确指出"此症实有内外相兼病也,非徒治外,而不治内曷济哉"? 该症之下列举了补肝活血散、补肾丸、白蒺藜散3方,以及一些外洗、点眼方,都可以参照使用。这是一个全身性的疾病引起目暗疼痛的例子,用中医的方法可以标本兼治,取得较好的效果。

2.外治方法可以兼取西医之长,提高疗效

《银海精微》中有许多很有效的外治法,包括洗、劀、刮,甚至个别复杂手术。在古代条件限制下,其使用的器具在现在看起来过于粗糙(例如竹夹、铜簪等),手术中也不大注意采用消毒等法。时至今日,则可以对《银海精微》中的某些外治法去粗取精,师其意而改进其法,注意消毒,采用更精细的手术器械,保证安全,提高疗效。如果对这些外治法一味墨守成规,不仅难以提高疗效,而且患者也很难接受某些粗砺的手术器具。所以在保持中医传统治疗特色的同时,应与时俱进,不妨在具体器具和辅助方法方面取西医之长。

《银海精微》是中医古代眼科的代表作之一。学习中医眼科,此书是必读之书。本次整理该书时,特别注重底本和主校本的选择,文字上力求准确。为方便当代读者阅读,在某些方面做出了一些调整(参"整理说明")。希望该书的整理出版,能为当代学习中医眼科的读者发挥应有的作用。

郑金生

整理说明

一、《银海精微》今存数种明刊本。作者佚名，后世托名唐代孙思邈撰，但据考作者当为明代人。今以中国医学科学院图书馆所藏明刊本为底本，以中国中医科学院图书馆所藏明刊本（简称"中医科学院明本"）为主校本，以清同治六年（1867）周亮节校刻本（简称"周本"）为参校本进行整理。凡属校本增加的文字，一律不予增入。底本正确或意义可通者，校本文字虽异，不改不注。

二、本书采用横排、简体、现代标点。容易产生歧义的简体字，仍使用原繁体字。

三、该书药物有不规范之名，为方便读者阅读，今径改作通用名。如（括号中为校改后的正名）弥陀僧（密陀僧）、姜蚕（僵蚕）、青箱（青葙）、仙灵皮（仙灵脾）、射（麝）、匾蓄（萹蓄）、芦甘石（炉甘石）、朋砂（硼砂）、川练子（川楝子）等。

四、凡底本中的异体字、俗写字，或笔画差错残缺，或明显笔误，均径改作正体字，一般不出注，如（括号中为校改后的正字）：努（胬）、脸（睑）、番（翻）、增

（憎），巅（颠）、丝（系）等。该书某些名词术语用字与今通行者或有不同，如"瞳仁"原作"瞳人"，今一律改作通行者，不另出注。

五、该书药物剂量为一两或一钱时，常省略"一"字。今均补之，以便当代读者使用。

六、原书中若干处的"答曰"或有脱漏，今据全书体例补。各眼图序号及图题系整理者所补。

银海精微引

《银海精微》二卷，未知何人氏所撰著。盖余生而目善病，昔直掖垣，余同寅友李冲涵公出以示余曰：庶几有当于目病方技乎？余检阅，见其图像立论及答问宗旨，俱一一分析明尽，若尝饮上池所视见者。取名"银海"，本之《道藏》。其为方书，信乎精矣微矣。数年宦游所至，每携之笥中，兹承乏河朔，因檄所属付欹劂，盖不欲秘之自私也。虽然方亦未可尽拘泥也，脉证有阴阳、表里、虚实之异、斟酌损益，存乎其人。不然，拘泥古法而不通变，则是编也，真古人糟粕耳！至易简妙方，则古宋阳里子所授，鲁东门伯所修，六物不俟外假，而自称绝技，又是书所不载也。

赐进士第中宪大夫河南等处提刑按察司副使、奉敕兵巡河北道前吏科左给事中北海齐一经书。

银海精微序

夫眼者,乃五脏之精华,如日月丽天,昭明而不可掩者也。其首尾赤眦属心,其满眼白睛属肺,其乌睛圆大属肝,其上下肉胞属脾,而中间一点黑瞳如漆者,肾实主之,是随五脏各有症应。然论其所主,则瞳子之关系重焉,何以言之?目者肝之外候也。肝取木,肾取水,水能生木,子肝母肾,焉有子母而能相离者哉!故肝肾之气充则精彩光明,肝肾之气乏则昏朦眩晕。乌轮赤晕,刺痛浮浆,此肝热也。眼生清泪,枯黄绕睛,此肝虚也。瞳仁开大,淡白偏斜,此肾虚也;瞳仁焦小,或带微黄,此肾热也;一虚一实,以此验之。然人肝肾之气相依而行,孰知心者神之舍,又所以为肝肾之副焉!所谓一而二、二而一者也。何则?心主血,肝藏血,血能生热,凡热冲发于眼,皆当清心凉肝,又不可固执其水生木之说。特眼者,轻膜裹水,照彻四方,溯源返本,非天一之水,又果孰为主宰乎?折而论之,则拘急牵飓,瞳青胞白,痒而清泪,不赤不痛,是谓之风眼;乌轮突起,胞硬红肿,眵泪湿浆,里热刺痛,是谓热眼。眼昏而泪,胞肿而软,上壅朦胧,酸涩微赤,是谓之气眼。其或风与热并,则痒而浮赤;风与气搏,则痒涩昏沉。血热交聚,故生淫肤粟肉、红缕偷针之类;气血不至,故有渺视胞垂、雀目盲障之形。淡紫而隐红者为虚热,鲜红而蠹赤者为实热。两眦逞露,生胬肉者,此心热血旺;白膜红膜如伞纸者,此气滞血凝。热症瞳仁肉壅,白睛带湿,色浮而赤者也;冷症瞳仁青绿,白睛枯槁,气沉而浊也。眼热经久,复有风冷所乘则赤烂。眼中不赤,但为痰饮所注则作痛。肝气不顺而夹热,所以羞明。热气蓄聚伤胞所以胞合,此外症之大概。然而五脏不可阙一,脾与肺独无预,何也? 曰:白睛带赤,或红筋者,其热在肺;上胞下睑,或目唇间如疥点者,其热在脾。脾主味也,五味之秀养诸中,则精神发于外;肺主气也,水火升降,荣卫流转,非气孰能使之前? 所以五脏各有症应,于此又可推矣。虽然眼之为患,多生于热,其间用药,大抵以清心凉肝,调血顺气为先。有如肾家恶燥,设遇虚证,亦不过以当归、地黄辈润养之,轻用温药不可也。况乎肺能发燥,肝亦好润,古方率用杏仁、干柿、饴糖、砂蜜为佐,果非润溢之意乎? 至于退翳一节,尤关利害。凡翳起于肺,肺家受热,轻则朦胧,重则生翳。如珍珠、如碎米者易散,翳状如梅花者难消。虽翳自热生,然治法先退翳而后退热者,谓热极生翳。

若先去赤热,则血为之冰而翳不能去矣。其有赤眼,凉药与之过多,又且涤之以水,不反掌而水凝矣。眼特一团水,且水性清澄,尤不可拘拘于点洗。喜怒失节、嗜欲无度、穷役眼力、泣涕过多、凌寒冲风、当暑月日、不避烟火、饮啖热多,此皆患生于脏腑者也。专事点洗可乎哉!有能静坐澄神,爱护目力,放怀息虑,心逸目休,调和饮食以养之,斟酌药饵以平之,明察秋毫,断可必矣。

唐真人孙思邈进眼药表

贞观十年二月十八日，相州安阳县尉崔科，苏门集仙洞右臣：世之最贵者，莫过于人。人中最贵者，莫过于眼。眼者，五脏之精华，一身之珍宝，能观万物，照耀无穷，皎洁如珠，包涵于天地，内应于肝胆，外应于睛瞳。眼虽属于窍门，乃归肾而为主。肾属北方壬癸水，心属南方丙丁火。肾不安则水火交战。水火交战相克众，聚血气而停留。胆损肝虚，原是眼中受病。凡虽疗眼，先须补肾，后乃修肝。肝为肾之苗，肾乃肝之主。修肝则神魂安定，补肾则精魄流通。魂魄既然安定，眼中自然明。明喻以种菜而修根，根壮土培则枝叶方荣；根损土衰，则枝叶焦枯。何独谓肾？黑睛属肾，肾虚则脑枯。泪道于肝，肝风则冷泪出。白仁属肺，肺热则赤脉通睛。上胞下睑属脾胃，脾胃风则胬肉壅。胬肉壅则赤肿。赤乃属心，心热则视物不准。眼有五轮，外应五彩。脾肝心肾肺，又属五行。五行者，金木水火土也；五轮者，精血膜气水。勿信愚医，妄行钩割。切要精寻方论，药物精细。大人者，或寻思苦用精神；小儿者，胎中受热或积，好食五辛、蟹、

41

鱼、酢、猪肉、醋、蒜，爱食贪欲。或瞻星视月，近火冲烟；或精枯不睡，思虑家筵无歇，致使三焦壅热，遂乃迎风泪出，睹物烟生。觑空中如霜色之形，观太阳如水里。盖肾脏虚惫，夜梦鬼交，眼前常见黑花缭绕，看物依稀，遂留方于左右，如此动静，并是损目之根本。日近月远，或成大患。少年不问道理，恣意随心。酒饱房事不节，或冬天近火，夏月耽凉。坐卧当风，不能回护。贪淫乐欲，忌系抱形。或身贵家丰，当年壮胜，酒色异常，难进损之方，永犯气衰。至于祈神祷鬼，积苦其形。其病或疾，今乃按其本草主治，处世之方。此乃补肾安神，久服则搜风明目，补暖除邪，但依此方修合药饵，克日管愈。不问老少男女，服无妨。臣验实为至奇，辨物精专，伏惟陛下永施，冒渎圣聪。臣下情无任惶恐之至。谨表以闻。

目录

卷之上

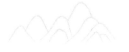

五轮八廓总论

人有两眼，犹如天地之有两曜，视万物，察纤毫，何所不至？日月有一时之晦者，风云雷雨之所致也；眼之失明者，四气七情之所害也。大抵目为五脏之精华，一身之要系，故五脏分五轮，八卦名八廓。五轮：肝属木曰风轮，在眼为乌睛；心属火曰血轮，在眼为二眦；脾属土曰肉轮，在眼为上下胞睑；肺属金曰气轮，在眼为白仁；肾属水曰水轮，在眼为瞳仁。至若八廓，无位有名：大肠之腑为天廓，脾胃之腑为地廓，命门之腑为火廓，肾之腑为水廓，肝之腑为风廓，小肠之腑为雷廓，胆之腑为山廓，膀胱之腑为泽廓，斯为眼目之根本，而又借血为之胞络。或蕴积风热，或七情之气，郁结不散，上攻眼目，各随五脏所属而见。或肿而痛，羞涩多泪，或生障昏暗失明。其症七十有二，治之须究其源。因风则散之，热则清凉之，气结则调顺之，切不可轻用针刀钩割。偶得其愈，出乎侥倖。或有误而为者，则必为终身之患也。又不宜通用凉药，恐冰其血，凝而不流，亦成痼疾。用药当量人之老少，气体之虚实。又有肾虚者,亦令人眼目无光,或生冷翳,宜补暖下元,滋补肾水。北方患者,多是日冒风沙,夜卧热炕,二气交蒸,故使之用凉药。北方之人故与南方之人用药有不同也。疹痘之后,毒气郁结于肝而气不能泻,攻发于眼目,伤于瞳仁者,素无治法也。

五 轮 图 式

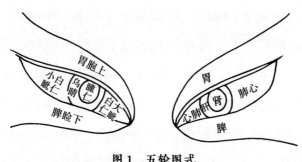

图 1　五轮图式

大眦赤者,心之实也。

大小眦为血轮,属心火。

黑睛为风轮,属肝木。

瞳仁为水轮,属肾水。

白仁为气轮,属肺金。

上下胞睑为肉轮，属脾土。

小眦赤者，心之虚也。

五轮之图

眼中赤脉血轮心，黑睛属肾水轮深，白睛属肺气轮应，肝主风轮位亦轮。更有肉轮脾脏应，两睑属脾胞胃侵。

八廓图式

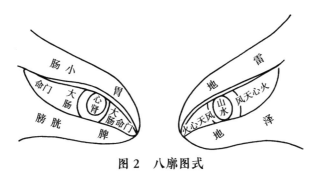

图2 八廓图式

天廓属大肠，传送，肺金，乾卦。

火廓属心，抱阳，命门经，离卦。

地廓属脾胃，水谷之海，坤卦。

水廓属肾经，会阴，坎卦。

山廓属胆经,清净,艮卦。

风廓属肝经,养化,巽卦。

雷廓属心,小肠经,关泉,震卦。

泽廓属膀胱经,津液,兑卦。

八廓之图

肝为养化之廓

肾与眼疾岂无由,酒色过时更惜忧,莫道睛光无大故,看看膜障裹双眸。

胆为清净之廓

视物依稀似雾中,时时手拭两睛瞳,要知冷泪频频出,此是肝虚胆气攻。

膀胱津液之廓

膀胱属水肾为夫,冷泪相形本脏虚,赤脉纵横轮廓内,不逢妙手岂能苏。

胃名水谷之廓

饮食相干在胃中,更加积热两相攻,睑胞渐肿生睛赤,不解中宫热不通。

命门抱阳之廓

内抱真阳是命门,眼前花发色纷纷,不能补肾调肝气,睛肿纵横似有根。

大肠传送之廓

传送原因是本经,肺家壅滞热相侵,只宜大肠依次第,闭涩之时医患睛。

小肠关泉之廓

小肠腑属关泉廓,受病先从心里传,两眦皆赤生痒痛,但调经脉自然痊。

肾属会阴之廓

视物如看霜雾多,抬头畏日事如何,急宜补肾禁房室,免使昏朦不得过。

六腑:三焦、胆、胃、大肠、小肠、膀胱。

五脏:心、肝、脾、肺、肾。

心属火,肝属木,脾属土,肺属金,肾属水。

五行生克:金生水,水生木,木生火,火生土,土生金;金克木,木克土,土克水,水克火,火克金。

五脏表里:心与小肠为表里;肝与胆为表里,脾与胃为表里,肺与大肠为表里,肾与膀胱为表里,三焦与命门为表里,一说命门与心胞络为表里。

三阴三阳经:心是手少阴经,小肠是手太阳经,肾是足少阴经,膀胱是足太阳经,肺是手太阴经,大肠是手阳明经,脾是足太阴经,胃是足阳明经,肝是足厥阴经,胆是足少阳经,三焦是手少阳经,命门是手厥阴经,此是三阴三阳也。

七情：喜、怒、忧、思、悲、恐、惊。

喜伤心其气散，怒伤肝其气紧，忧伤肺其气聚，思伤脾其气结，悲伤心胞其气急，恐伤肾其气怯，惊伤胆其气乱，此乃七情是也。

汗乃心之液，泪乃肝之液，涎乃脾之液，唾乃肺之液，精乃肾之液，此五脏之液是也。

苦入心经，酸入肝经，甘入脾经，辛入肺经，咸入肾经。

四气：酒色财气，风寒暑湿，过度成病。

大眦赤脉传睛

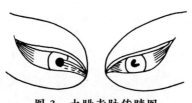

图3　大眦赤脉传睛图

赤脉传睛之症，起于大眦者心之实也，此心邪之侵肝也。心属火主血，肝属木主筋；筋得血灌引渐至黑睛，蔓延瞳仁，甚则看物如同隔绢，是三焦相火炎上。或劳心事太过，或夜观书史，或能饮酒，及好食五辛,煎炒热物。法宜泻火退热,老少不同治。日积月累,筋脉大者,宜用小锋针挑断,毒血流出,赤脉断矣。若是乍发赤脉,不用挑发,点以阴二阳四药,服以导赤、八正、当归散,凉肝之剂,其病无不苏矣。又有暴横之人,赤脉灌睛者,此生相也,非比前症治之。

问曰:人之患目大眦赤脉传睛,大眦常壅涩,看物不准者何也? 答曰:乃心经之实热;况心或因思虑劳神,或饮食太过,致使三焦发热,心火愈炽,故目常赤也。治之虽攻少阴经,心抱阳火廓,先服三黄丸泻其心火,次以洗心散去其病,肝连丸常镇三黄丸,点用清源散,服用清心利小肠经,降火为主,用八正散。

八正散

大黄　瞿麦　木通　栀子　滑石　甘草　萹蓄　车前子

上各等分为末,每服五钱,水一钟煎,或入竹叶、灯心、葱头,食后服。

导赤散

木通　甘草　栀子　黄柏　生地黄　知母

上每服细末四、五钱,水一钟,入竹叶、灯心草同煎,食后服。

七宝洗心散

当归　赤芍药　大黄各一两　麻黄二两　荆芥五钱　黄连一两　栀子

上为末,每服三四钱,水煎,食后服。

三黄丸

黄连　黄芩各一两　大黄三两,酒浸过炒

上为末,炼蜜为丸,如桐子大,每服三十丸,热水下。

肝连丸

白羊子肝一付,勿令下水,以线结定总筋,吊起高处,滤干血水,轻轻剥去外膜,可将肝置于平木板上,以竹刀割下肝粉,筋膜不用,肝粉和为丸。每服五十丸,茶送下。

小眦赤脉传睛

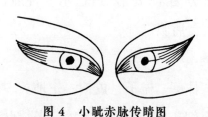

图4　小眦赤脉传睛图

小眦赤脉传睛者,心之虚也,与大眦不同,治法分二症治之。五脏之主,六腑之宗,且属南方,候阳象德之君。火生土,火乃土之母,脾土实则心火虚矣。治先泻其脾土之实,后补其心之虚。多因夜近灯火,劳伤心经,致使心虚气弱,血运不行,积在小眦之间,故引此二者,以为后之学者识。然此症宜吃药,不必挑剪。

泻肝散

桔梗　黄芩　大黄　芒硝　栀子　车前子

九仙散

黄芩　荆芥　甘草　赤芍药　菊花　川芎　当归　木通　白芷

上等分,为末,每服三钱,用水煎,食后服。

驻景丸　治心肾俱虚,血气不足,下元衰惫,服。

楮实微炒　枸杞子　五味子　人参各一两　熟地酒浸,焙干,二两　乳香一两,制过　肉苁蓉酒浸,焙干,四两　川椒去目,炒干,一两　菟丝子淘净去沙土,酒浸三宿,蒸过焙干,四两　一方加当归。

上为末,炼蜜为丸,梧桐子大,每服三十丸,空心盐汤下。

补劳人参丸　治心神恍惚。

人参　白茯苓　白附子　续断　远志　菊

花　甘草

上为末,炼蜜为丸,弹子大,每服一丸,细嚼,食后桔梗汤下,日三次。

补虚人参丸

茯苓　人参　续断　远志各一两　白附子三钱　甘草　白僵蚕各五钱

上为末,炼蜜为丸,如弹子大,每服一丸,细嚼,桔梗汤送下。

胬 肉 攀 睛

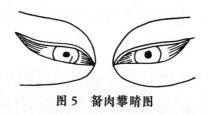

图 5　胬肉攀睛图

胬肉攀睛者,与大眦赤脉之症同。然此症者,脾胃热毒,脾受肝邪,多是七情郁结之人。或夜思寻,家筵无歇,或饮酒乐欲,致使三焦壅热;或肥壮之人,血滞于大眦。胬肉发端之时多痒,因手擦摩,胬肉渐渐生侵黑睛。日积月累者为实,乍发乍痛者为虚。治法：实者小针为钩，钩起剪断些宽，三五日剪痕收满，方可点阴二阳四药，吹点，余翳渐清，避风忌口，斋戒可也。若乍发不宜钩剪，宜服药，点以淡丹药可也。三焦心火俱炎，亦能生此疾，治之须钩割后，宜服泻脾除热饮。

泻脾除热饮

黄芪　防风　茺蔚子　桔梗　大黄　黄芩　黄连　车前子　芒硝各一两

每服六钱，水煎服。

此症脾胃积热，相火胃火旺也。若经久翳厚施实乌睛者，宜钩剪。剪讫，次日用退翳卷云散调津液点之，日一次，三黄汤加寒剂。常点用对交丹加清凉散。若筋肿厚大者，宜剪，剪毕头处用火烙之，使其再不复生，愈后仍用三黄丸收功，镇其上炎之火。

三黄汤　治脾胃积热，致生此症，宜服。加芍药、宣连。

黄连　黄芩　大黄各一两

若热甚者，脉红盛者，加黄柏、石膏、山栀子之类，水煎，食后温服。

金花丸

黄连　黄柏各四两　黄芩　人参各三两　桔梗三两半　半夏二两　栀子仁二两

上为末，炼蜜为丸，梧桐子大。每服五十丸，茶下。

鸡冠蚬肉

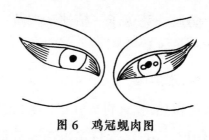

图6　鸡冠蚬肉图

鸡冠蚬肉者，心之热酒之毒也。脾胃壅滞，肝脏积热，肉翳渐渐而长，侵至黑睛，发来高大，形似鸡冠蚬肉，壅蔽大眦，皆因相火胃火郁结，致生红肉，碜涩泪出。治法：初发之时，用小锋针破，使恶血流出，以输其肉，二三日又可针一次。又法可鼻孔内，剪竹叶卷作一小筒，弹进放血，或小锋针亦可，右眼右孔，左眼左孔，服三黄加朴硝丸如弹子大，夜卧嚼化，以沃上焦火。正为扬汤止沸，莫若去薪息火，肉翳者可烙三五度，其效甚速。烙可用软皮剪孔，湿按眼眶，烙则不伤四弦眦肉。有虚有实，虚切不可用剪，剪则流血汪汪，变为利害。或壅如桃李之状,难治。

问曰:眼内生虚肉,形似鸡冠蚬肉者,何也?脾胃受风热,火旺脾土燥热也。治法:年少者只宜泻脾胃本脏,若脾胃衰不受寒凉者,宜泻子泻母之法。泻本脏用三黄汤加寒凉剂,泻子用泻肺汤,泻母用八正散、泻心汤主之,点用清凉散加凉药,仍服三黄丸收功。若积久大者亦宜剪,剪后宜烙,新发小者,宜挑不用烙,宜用退翳卷云散点之,一二次。

三黄丸 八正散 二方前症条下。

泻肺汤 治肺经得脾热,白仁变生鸡冠蚬肉,宜服。

桑白皮一两,去皮　地骨皮一两,去土　甘草七钱　黄芩一两　桔梗一两　知母二两,去毛

上为末。每服三四钱,水煎,食后服。

泻心汤 治心热伤脾土,燥热宜服。

大黄　黄芩　桔梗　知母　黑参　马兜铃　防风

上等分。水煎,食后服。

两睑粘睛

两睑粘睛者,脾胃风虚,冷弱邪气聚于睑,致胞睑风赤湿烂,肝膈虚热眵粘四眦,夜睡上下胞睑

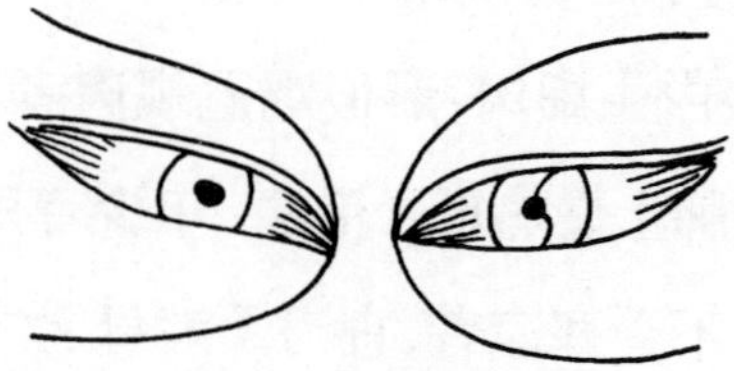

图7 两睑粘睛图

胶凝粘紧,血滞不散,久则渐生翳膜。治法:宜阴一阳三吹点。若发年久,眼皮渐长,虽不是拳毛倒睫,亦可夹起眼皮,使露黑睛,消散血气,睑积有瘀血,可劀可洗,烂痒者洗以碧天丹,每日侵晨用桑白皮入盐熏洗,或大寒后不落桑叶名为铁扇子煎洗极妙。或菊花叶煎汤洗亦可。此乃发年久有此症,初发者无此症病耳。问曰:眼患年久两睑粘而不开明者何也?答曰:脾胃受风冷所伤,邪气久积不散,致血气凝滞,久注不开,时自眵泪含糊。治法:年久,宜当归活血煎、神清散主之;近患,蝉花散、密蒙花散主之。若经久不愈,久注不开眼皮长者,虽不是拳毛倒睫,亦可夹起眼皮,点用重药,片脑不用。

▌久患虚冷

当归活血煎　治风冷久积两睑粘眼,服之。

当归　黄芪　没药　川芎血气旺者勿用　苍

术　荆芥　薄荷　熟地黄　羌活　菊花　麻黄

上等分为末,炼蜜为丸如弹子大。每食后细嚼一丸,清茶送下,日进三次。

█ 久受风邪

神清散　治风毒伤胞睑,眼生翳膜,日渐细小,服之。

川芎　薄荷　羌活　附米　藁本　防风　荆芥　川乌　枳壳　石膏　白芷　甘草　细辛　麻黄各等分

上为末,每服三四钱,食后清茶葱白汤送下。

█ 无疼痛时

蝉花散　治肝经蕴积热毒伤肝,上攻于目,赤肿多泪羞明,一切风毒伤肝,并皆治之。

谷精草去土　菊花　蝉退　羌活　甘草　蒺藜　草决明　防风　川芎　栀子仁　密蒙花　荆芥穗　蔓荆子　黄芩　木贼

上各等分为末。每服二钱,食后用清茶调服,或荆芥汤调服。

█ 无痛有羞明时服

密蒙花散　治眼羞明怕日,肝胆虚损,瞳仁不清,服之。

密蒙花　羌活　菊花　蔓荆子　青葙子　石决

明　蒺藜　木贼　枸杞子

上各等分为末。每服三钱,食后清茶送下。脾胃虚者,加白术五分。

眵泪粘浓

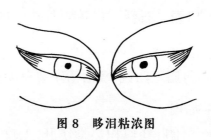

图 8　眵泪粘浓图

问曰:眵泪粘浓出而不绝者何也? 答曰:此肺之虚也。肺受心火之邪热所克,金得心火而衰,故眵泪而不绝也。宜先服艾煎丸以去肺与大肠经天廓之邪热,后用阿胶散而补之。

艾煎丸

好艾叶醋蒸焙干　薄荷　当归　地骨皮　晚蚕沙即蚕屎　糯米　秦艽　绵黄芪　黄柏　桔梗

上为末,炼蜜为丸。每服十五丸,食后服,桑白皮汤下,或薄荷汤下。

阿胶散

阿胶蛤粉炒,一两　　鼠粘子炒,一两　　甘草五钱　　糯米一两　　马兜铃　　款冬花　　紫菀各一两

上为末。每服六钱,水煎服。

眵泪净明

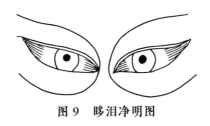

图9　眵泪净明图

问曰:人患眼白仁常泪,红壅热眵,泪出而不绝者何也?答曰:此肺之实热也。肺属金,金生水,金旺则水溢,泪本通肝,亦是肺之精华,肺经实热故目眵泪出而不绝也,治之须用泻肺汤,泻肺经之实热,后用省味金花丸降其肺火,则与大肠传导流利,而天廓目经于度,无上炎之火,眵泪净明矣。

泻肺汤

地骨皮　　大黄　　芒硝　　桔梗　　甘草各一两

上每服五钱,水煎。

省味金花丸

川黄柏_{二两}　黄芩　知母　桔梗　连翘_{各一}两　薄荷_{五钱}　地骨皮

上炼蜜为丸。每服五十丸,桑白皮汤下,或薄荷汤下。

蝇翅黑花

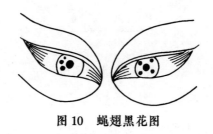

图 10　蝇翅黑花图

问曰:人之患眼目有黑花,芒芒如蝇翅者何也?答曰:此肾水衰。肾乃肝之母,肾水不能济于肝木则虚热,胆乃生于肝之傍,肝木枯焦胆气不足,故行动举止,则眼中神水之中,荡漾有黑影如蝇翅者。治之须用猪苓散,顺其肝肾之邪热,次用黑参汤以凉其肝,则胆经清净之廓,无邪热之所侵,后用补肾丸,黑花自消。

猪苓散

木猪苓一两　车前子五钱　木通　大黄　栀
子　滑石　黑狗脊　扁蓄各一两　苍术

上为末。每服三钱，盐汤下。

黑参汤

黑参　黄芩　生地黄　赤芍药　菊花　青葙
子　白蒺藜

上为末。每服四钱，水煎服。

补肾丸

石菖蒲　枸杞子　白茯苓　人参　山药　泽
泻　菟丝子　肉苁蓉各一两

上炼蜜为丸。每服五十丸，盐汤下。

目暗生花 与起坐生花同

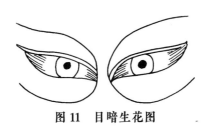

图 11　目暗生花图

目暗生花不能久视者何也？此乃肾之虚也。眼虽属于窍门乃归肾而为主,肾虚则眼昏,或贪淫乐欲酒色过度,使肾脏衰惫,禀受天真不全,精神短少,致瞳仁神水不清,眼目无力,故目生花,不能久视。治之须用还精补肾丸,使阴水足无不还矣。

还精补肾丸

人参　白术　茯苓　蒺藜　羌活　木贼　菊花　防风　肉苁蓉　密蒙花　川芎　甘草　青葙子　山药　牛膝各一两　菟丝子

上为细末,炼蜜为丸。或煎服亦妙。

热极眵睛

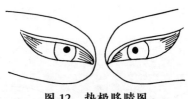

图 12　热极眵睛图

眼目热极,珠碜泪出者也,此阴阳不和,五脏壅热,肝膈毒风上充,忽然肿痛难忍,五轮振起,乃五脏热极致使也。宜服救睛散,次用凉膈连翘散,先点清凉散,后用九一丹。

救睛散

川芎　防风　羌活　甘草　木贼　石膏　薄
荷　菊花　石决明

上为末。每服三钱，清茶下。

凉膈连翘散

连翘　大黄　黄连各二两　薄荷　栀子　甘
草　黄芩　朴硝各一两

上，水煎服。

胞肉胶凝

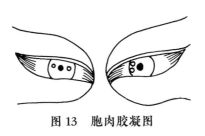

图 13　胞肉胶凝图

胞肉胶凝与两睑粘睛颇同，两睑粘睛，睑之病。
此症，胞之病。睑热则眵粘，病之浅；胞热则胶粘，病
之深，故分作两症治之。脾胃壅热，肝膈风充睑胞内，
蠹肉壅起，烂湿眵粘胶凝，气血壅滞，不能疏散，积之

年久,黑睛生翳,朦昧不明,羞明怕日,治法以阴二阳四吹点,有瘀血可劂洗,以桑白皮、铁扇子、菊花、当归、防风、荆芥、木贼、薄荷、盐花之类。胞肉积久坚硬厚实者,翻转烙二三度,而实其肉可也。

问曰:眼久注不开,内生虚肉,眵泪胶凝者何也?

答曰:胃中有伏热郁于内也。治宜通脾泻胃汤加寒剂,降火凉血去风,宜点重药。内肉结厚实者,宜劂洗,至肉平净方止。坚厚者亦烙无妨,烙后清凉消毒膏敷之。

通脾泻胃汤

麦门冬　茺蔚子　防风　大黄　知母　天门冬　黄芩

热甚者,加黄柏、石膏、朴硝、栀仁。一方又加黑参。

上等分为末。每服五钱,水煎,食前服。

胞肉生疮

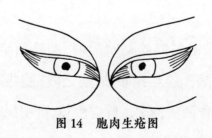

图14　胞肉生疮图

胞肉生疮，与胞肉胶凝、睑生风粟、两睑粘睛四症大同小异，此皆上胞下睑之病。然中间分析治法，各有轻重、深浅，劆洗、针烙不同。胞肉生疮者，此脾胃热毒，胞肉疙瘩或风粟变而为疮，血热化脓，腐烂腥臊，流汁流脓，浸渍黑睛生翳，眼如朱砂之色，此症虽少，不可不知。治用阴二阳十药，日用桑白皮煎汤，入枯矾盐化，翻转眼皮，以鸭翎刷洗有疮处，以血竭、乳香、没药、轻粉、密陀僧，或有疮处烙二三下无妨。

问曰：胞肉生疮，碍涩睛珠者何也？答曰：胃得心热也。治宜泄心火解胃热，用八正散、三黄汤之类，痛者用没药散，有疮处仍用劆洗，点以清凉及重药，肉虚者宜烙，外用清凉消毒膏敷之。

八正散　在前大眦赤脉条下

三黄汤　在前胬肉条下

血滞痛甚服

没药散　治心脾胃得热，致胞肉生疮。宜服。

大黄多用　真血竭破积血、止痛、去赤　没药少　朴硝多

上照多少加减为末。每服二三钱，食后用清茶调下。

睑生风粟

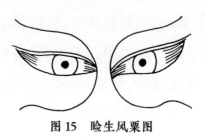

图 15　睑生风粟图

　　睑生风粟者,睑间积血年久,致生风粟,与眵粘症同,眵粘者无风粟,故又作一症。胞者上胞也,睑者下睑也,此脾胃壅热,致令胞睑之间,渐生风粟如米,甚如杨梅之状,摩擦瞳仁,黑睛有翳。治法:翻转睑,风粟逐个用锋针密针三五度,亦烙更妙。睛有翳者,用阴三阳五药吹点,二三夜吹一次,忌口,动风、动血之物莫吃可也。

　　问曰:下睑生风粟如杨梅之状者何也?答曰:脾得邪热,血滞不行,致生风粟。红蠹不平,宜䤵洗,脾热用泻脾汤,久患宜烙,点用清凉可也。

泻脾汤

人参　黄芩　大黄　桔梗　白茯苓　芒硝各一

两 茺蔚子二两 白芍药一两 黑参两半 细辛 白
芷各一两

上各等分加减。每服四五钱，水煎服。

天行赤眼

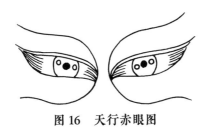

图16 天行赤眼图

天行赤眼者，谓天地流行毒气，能传染于人；一
人害眼传于一家，不论大小皆传一遍，是谓天行赤眼。
肿痛沙涩难开，或五日而愈，此一候之气，其病安矣。
治法：此症再不可劀洗，只用童子小便煎黄连露宿温
洗，日进五遍，以解恶毒之气，更用胡宣二连，矾雄黄
共研细调，姜汁点二眦，通其恶泪，其痛立止。或酒调
散服之，二三贴无妨。此症只气候瘴毒之染，虽肿痛
之重，终不伤黑睛瞳仁也。

问曰：一人患眼，传于一家者何也？答曰：天时

流行,瘴毒之气相染,治宜解毒凉血清热,痛甚者,服用洗肝散,七宝洗心散。点用清凉散加解毒,但此症与内无损,极甚者,二七不疗自愈,切不可劖洗去血。

洗肝散 治暴发赤肿,天行赤眼时常眼痛,宜服。

大黄 栀子 防风 薄荷 川芎 当归 羌活 甘草

上一两为末。食后热水调二三钱服之。

七宝洗心散 方在大眦赤脉条下

大患后生翳

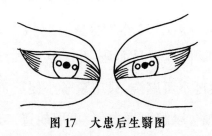

图 17 大患后生翳图

大患后生翳者,与天行赤眼同一症也,何分两症治之?天行赤眼只一候,或七日愈矣,虽同,无生翳之患。大患者,初起陡然而起,肿痛,发来甚重,沙涩难忍，憎寒作热，坐卧不安，或通夜行至达旦，羞明怕日，泪出如汤，鼻涕溏流，两眼肿起如桃，日夜呻吟，饮食无味，二七不愈，遂生翳如黄脓疔疮，占在风轮，其脑牵痛。治宜用胡宣二连药，照前研细调姜汁点，用苦桃叶、侧柏叶、菊叶、柳叶、熏洗，服宜四顺、八正、导赤散，虽疗痊可，赤昏昧三个月方得复旧。失于调治，丧明必矣。问曰：天行赤眼后生白翳者何也？答曰：邪气甚伤经络也。外邪甚则伤肝，肝受伤则生翳。治宜四顺散、细辛汤，点用熊胆膏，翳厚者用九一丹点。

四顺汤 治经络得热，大患后生翳，宜服。

大黄 当归 甘草 赤芍药

上各等分。每服四、五钱，水煎，食后服。

细辛汤 治风邪伤肝，致眼生翳。

茺蔚子 黑参 黄芩 桔梗 大黄 车前子 木通 生地黄 甘草

上各等分。水煎，食后服。

暴露赤眼生翳

暴露赤眼生翳者，与天行赤眼同理。天行赤眼者，能传染于人；暴露赤眼，但患于一人，而无传染之

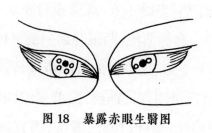

图18　暴露赤眼生翳图

症。天行者，虽痛肿而无翳。暴露者痛而生翳，故此有别治法。即其所因，量其老少虚实，热则清凉之，气结则调顺之。此眼纵有瘀血，切不可劂洗，亦不可峻补，药宜酒煎散发散，内有麻黄、苍术，或大黄当归散，疏通血气，点以淡药九一丹。如翳厚，珍珠散点之，洗以黄连、当归、防风、菊花、侧柏叶、赤芍药、薄荷、荆芥之类。

酒煎散　汉防己　防风　甘草　荆芥　当归　赤芍药　牛蒡子　干菊花

上各等分。酒煎，食后温服。

大黄当归散　治眼壅肿，瘀血凝滞不散，攻发生翳服。

当归酒浸,二钱　菊花三钱　大黄酒蒸　黄芩各一两　红花炙用　苏木　栀子酒炒　木贼

上水煎，食后服。

暴风客热

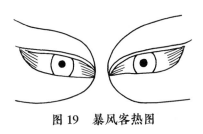

图 19　暴风客热图

暴风客热，与暴露赤眼同也。暴露者，肝心二经病也，故赤而痛，致黑睛生翳；暴露客热者，肝、肺二经病，故白仁生虚翳四围壅绕，朝伏黑暗，凹入白仁，红翳壅起，痛涩难开。故分暴露与暴风有别之症。暴者，乍也，骤也，陡然而起，治法疏通退热，凉膈、泻肝增减酒调之剂，发散风热。俗云热眼忌酒，孰知酒能行血，药无酒不能及于头目也。此眼不可劘洗，不可点凉药，暴客之邪来之速、去之亦速耳！非比五脏六腑蕴积发歇不时之症同，俗为伤寒眼也。

问曰：白仁壅起，包小乌暗，疼痛难开者何也？此是肺经受毒风不散，久则发热攻入眼中，致令白睛浮肿，名曰暴风客热。宜服酒调散、补肝汤，用搜风煎洗服。

泻肝散 治眼发歇不时。

羌活 黄芩 黑参各两半 桔梗 大黄 芒硝 地骨皮各一两

上每服六钱，水煎服。

补肝汤

藁本一两 白芷 车前子 石决明 天麻 赤芍药 防风 细辛各一两

上每服二钱，水汤调下。

搜风煎 洗眼，治眼中有黑花。

陈皮 秦艽 防风 细辛各一两 黄连 木香各五钱

上为末。水一钟浸一宿去渣，入龙脑一钱，蜜四两浸，火熬成膏点之，不用蜜，煎汤熏亦可。

又以当归活血煎主之，肿痛甚亦用双解散、酒调散发表之，点用重药加姜粉，以辛散之。

双解散

防风 川芎 归尾 赤芍药 大黄 麻黄 薄荷 连翘 芒硝 黄芩 桔梗 石膏 滑石 荆芥 甘草 山栀 白术实者去之

上等分。水煎，食后温服，如暴发加葱三根。

▌风甚眼痛

桑螵蛸酒调散 治眼红肿,有血翳壅肿,服之。

当归 甘草 大黄 赤芍药 菊花 苍术 桑螵蛸 羌活 黄麻 茺蔚子

上各等分。用水煎,食后加酒温服。如热甚,加大黄、朴硝。或为末温服,酒调服三钱。

痛如神祟

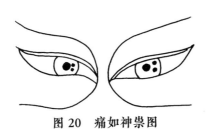

图20 痛如神祟图

疼如神祟,旧无根基,只依痛得怪异,或日痛而夜愈,或夜痛而日愈,如艾之灸,针之刺,忽来忽往,无踪无迹,号曰痛如神祟。岂有神祟为祸而害眼?孰知阴阳偏胜,动静气血攻击使然,亦有信巫之地,因所祷厌痕作福而愈者有之,孰知病势将除,偶因而愈,曰神祟眼非也。治法:痛时只将艾葱熨之,服酒煎散一二贴住痛,点以时药,洗以归尾、白芷、防风、芍药、川芎、生地黄止痛散血可也。

问曰：眼内不红不赤不肿，乍痛如神祟者何也？

答曰：阴阳升降不和，气血偏胜，相攻使然。或有血虚者下午痛，或有气旺太甚者上昼痛。下昼痛者宜服助阳和血汤，上昼痛者宜服酒调洗肝散、明目流气饮，点清凉之药。又有一样眼，时时痛如针刺，此是新血与旧血相攻击，治法亦同。

▍血气虚服

助阳和血汤　治血气不调，如神祟，痛如针刺，服之。

蔓荆子三分　香白芷三分　柴胡　黄芪　升麻各四分　炙甘草　当归身酒浸　防风各五分

上作一帖，水一钟半，煎八分，温服。临避风处睡可也。又并渣服。

▍热气攻痛

酒调洗肝散　治眼热气上攻无时，黑睛痛者服之。

黑参　大黄　桔梗　知母　朴硝　栀子　黄芩

热甚者，加生地、归尾之类。

上为末。每服二三钱，温酒调下，日服二次。

▍热气郁结

明目流气饮　治气郁眼目赤肿，服之。

菊花　细辛　大黄　牛蒡子　川芎　蒺藜　荆芥　玄参　甘草　蔓荆子　防风　栀子　黄芩　木贼　苍术　草决明

上各等分。水煎，食后服。

痛如针刺

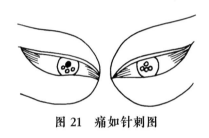

图 21　痛如针刺图

眼痛如针刺者，即是神祟症中，如艾之灸，如针之刺痛同。然此症皆因心脏潜伏热毒，风壅在于膈间，目眩头疼，眼系常急，夜卧涩痛，泪出难开，时时如针刺相似，急服泻心汤、八正散之剂，口含水噏以雄黄散正其头，点以时药消散血气，洗以侧柏叶、防风、荆芥、薄荷、黄连、生地黄之类，黑睛有星如钉之钉凹进，痛如针刺，点以淡药可也。

泻心汤　方在前鸡冠蚬肉症内

八正汤　方在前胞肉生疮症内

伤寒热病后外障

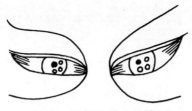

图 22　伤寒热病后外障图

　　伤寒热病外障者,盖由大病新瘥出早,形骸羸瘦,脏腑未实,气血尚虚,阴阳偏胜未复,纵口多毒,五辛油腻煎炒,一切热物之类,蓄积诸毒,众聚停留于内,热邪必表于外,攻冲于眼。眼者五脏六腑之精华,其症各现于五轮。此症发时赤肿泪出痛涩难开,瞳仁阔大黑花缭乱,不能远视,此血虚也。治法点以时药,洗以散风前证活血之药,不宜蒯洗,只平补脏腑,损其有余,益其不足,是为活法也,宜忌三两月可也。

　　问曰:两目或发肿痛者何也?答曰:气血不足,虚阳攻上故也。此症纵有疼痛,切不可服泻药凉药,只宜和解之。痛肿甚者,明目细辛汤、熊胆丸、地黄汤之类,点三七丹,脑、麝不用,又不可剜洗。

风热作痛

明目细辛汤 治热病后患肿痛,大便结,羞明服。

川芎　生地黄　蔓荆子　归尾　白茯苓　藁本
荆芥　防风　麻黄根　羌活　川椒　细辛　密蒙花

上各等分。食后温服,日一次。

熊胆丸 治肝胆得热火邪为病,用清热解毒。

熊胆一个　石决明　车前子　泽泻　细辛各一两　干地黄　茺蔚子　牛胆一个　龙胆草

上为细末,炼蜜丸,如梧桐子大。每服四十九丸,食后,温酒送下。

地黄汤 治眼久病昏涩,因发而久不愈,宜服。

防风　羌活　人参　白茯苓　当归　熟地黄　黄连　黄芩

上各等分。水煎,温服。

风牵出睑

风牵出睑者,脾胃受风,壅毒出胞睑之间,睑受风而皮紧,脾受风则肉壅,此皮紧肉壅,风牵出睑,泪出汪汪,无分四季,此土陷不能堤水也。水渍于睑,湿烂

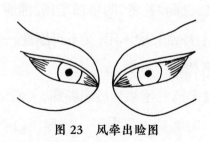

图 23　风牵出睑图

之状。治法：先用摩风膏刮散皮外风邪，涂以白敛膏消散风毒，翻转睑皮，烙三五度无妨。此症一年半载易治，若年久肉坚难治。若眼有红筋，贯上黑睛，有翳有膜，吹以丹药。痒塌洗以碧天丹。此症大抵眼弦之病也。此症大风癫瘌之人，面部所牵多受是病症，难以调治，故名风牵出睑。

　　问曰：下睑翻出久不收，泪出汪汪者何也？答曰：脾经受风邪所伤，致土壤不能堤水也。治法：肉坚厚者用火烙三五度，至皮转为度，服用夜光柳红丸，外用摩风膏摩擦之，点用重药少加凉。

　　夜光柳红丸　治风邪伤胞睑，致风牵出睑不收，宜服。

　　人参　川芎　荆芥　白芷　川乌火煨　南星　石膏各二两　石决明　草乌去火湿，炮，少用　藁本　雄黄　细辛　当归　蒲黄　苍术浸炒　防风　薄荷　藿香　全蝎各二两　何首乌一两　羌

活三两　甘松二两

上为末,炼蜜为丸。每服三十丸,茶清下。

摩风膏　治胞睑受风,或疼痛,诸痛处可摩可贴。

木香　当归　白芷　防风　细辛　藁本　黑附子　没药　骨碎补各一两　川乌　赤芍药　肉桂各一两　猪脂　牛酥即牛骨髓　鹅脂各四两

上为末,香油八两,浸一宿,次一日砂锅内熬,入牛酥鹅脂同熬成,以手摩擦于有疮处,或半身不遂,用砂弓刮之,使风气散去。

风牵㖞斜

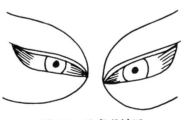

图 24　风牵㖞斜图

风牵㖞斜者,虽与风牵出睑同,㖞斜者脾胃虚,房事不节,脾胃有毒,夜卧多痰,或醉饱坐卧当风贪凉,左右忽受风牵㖞斜,眼内赤痒时时颤动,其眼血丝四起,瞳仁不开大,视物蒙蒙,甚至半身不遂。治法:急用摩风膏擦摩面部,更以刮砂弓所患风一边,手臂通刮,或通身亦可刮,一日一遍。用大瓷青碗捣碎入磁石多寡搜面糊为饼,烘热贴面对鼻一边,左㖞贴右,右㖞贴左,贴至扯口眼正,其药取起。又可灸颊车、耳门穴,开口取之,太阳、人中、承浆,㖞左灸右,㖞右灸左。近患者易治,若年久难治。

问曰:目睛斜视倒目者何也?答曰:肝经受风邪所牵,使其筋缓缩不利。治法:宜灸火发散风邪,以加全蝎、白附子、南星、半夏、夜光柳红丸,外用摩风膏,导引发散,目睛必转。

灸火穴　太阳　颊车　耳门　听会　耳尖　风池各一二穴

夜光柳红丸　方在前㖞斜症内

摩风膏　方亦在前症内

被物撞破

被物撞破者,并无所患、有所因者三,此外因也。全然无事,误被物撞破,或打着,或跌着,或撞破伤胞睑也。积血紫青,撞破白仁,伤其硬壳,此不能为害,惟撞破黄仁风轮,血灌瞳仁,与冰轮混杂,最为利害之

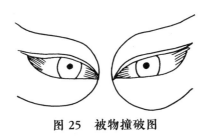

图 25　被物撞破图

症。控痛恶瞳,忍涩难开,治法服以酒调散,熨以葱艾。或专以生地黄捣烂作饼烘热贴,一日一换,以散其血,如无生地黄用芙蓉叶,无叶用根,去泥粗皮,用白皮捣烂烘热贴亦可。若眼眶青黑,捣生萝卜护贴。切宜将息避风忌口,动风动血之物,诸般母肉莫吃。新撞者易治,若撞久血凝不散,无疼无痛者难治也。

问曰:并无所患,误被物撞破,或生翳者何也?答曰:外伤也,与内无损。治法:初起者宜散血为主,痛甚者没药散止之,若至血散变生白翳,为不治之症也。

没药散　方在前胞肉生疮内

撞刺生翳

被物撞刺生翳者,与撞破一理,然刺被竹木签刺,痕伤授血灌溉,遂生血翳,碜涩泪出,红筋满目,此症外伤,与患眼生翳不同,患眼者五脏六腑之毒发出为

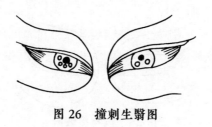

图26　撞刺生翳图

有根病也，刺伤者，外伤与内无预。治法：与同症同宽，一七之后，痕变成翳，可用轻丹少少吹点。忌淫欲嗔怒，避风将息，失于调治，溃痛发肿，伤于风轮，酿成大患，或至瞽，进无治法也。

血灌瞳仁

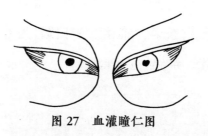

图27　血灌瞳仁图

血灌瞳仁者，因毒血灌入金井瞳仁水内也。犹如水流入井中之状，清浊相混，时痛涩，红光满目，视物蒙蒙，如隔绢看物，若烟雾中然，先患一只，后乃相牵俱损。此症有三：肝症血热，日积月累，灌入瞳仁，血凝入水，此关乎肝肾二经病也，此血难退；撞破之血鲜而热，灌虽甚，退之速；又有开金针失手，拨着黄仁，亦有瘀血灌入瞳仁。举此三症，治法颇同。亦用大黄当归散、没药散、坠血明目丸。前被物刺破及撞刺生翳，并血灌瞳仁，皆可服前三料药，其效甚大，或生地黄、芙蓉根捣烂，烘贴三症，通可用之。或葱艾熨亦可，或可方而或可圆，活法而行，不可拘执其方焉，而获功哉！

问曰：人患眼目无内患，忽因物刺着胞睑睛珠，血积不散，或瘀血灌入瞳仁，或用针误损恶肿痛难忍，或因恶拳打着睛珠脱出一二分者，将何治法？答曰：打伤之时，捣烂生地黄敷之，以散其血，先服止痛没药散，后服坠翳明丸。若因伤风服除风汤。若打着睛珠流出者，以手掌心搽进珠，亦以生地黄敷之，若无生地黄，用干地黄酒湿捣烂亦可，服止痛没药散。

没药散

没药　血竭　大黄　朴硝

上为末。每服二钱，酒调下，茶下亦可。

坠翳明目丸

石决明　川芎　五味子　知母　山药各一两　人

参　细辛

上为末,炼蜜为丸。清茶送下。

除风汤

防风　车前子　藁本　五味子　细辛　川

芎　桔梗

上每服三钱,白汤送下,或水煎服。

血翳包睛

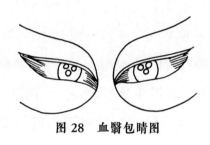

图 28　血翳包睛图

问曰:人之患血翳遮两睛者何也?答曰:皆因心经发热,肝脏虚劳,受邪热,致令眼中赤涩,肿痛泪出,渐有赤脉通睛,常时举发,久则发筋结厚,遮满乌睛,如赤肉之相,故名曰血翳包睛。宜服泻心汤,次以修肝活血汤。

泻心汤

黄连　黄芩　大黄　连翘　荆芥　赤芍药　车

前子　薄荷　菊花各一两

上咬咀。每服四五钱,水煎温服。

修肝活血汤

当归　生地黄　赤芍各两半　川芎　羌活各七钱　黄芪　防风　黄连　大黄　薄荷　连翘　菊花　白蒺藜各一两

上每服四五钱,水煎,入酒二盏,温服。

问曰:血翳包睛者何也?答曰:心热血旺也。此病初患易治,若至血散尽难消,痛时用破血红花散、当归龙胆汤,点用清凉散。

当归龙胆汤

防风　石膏　柴胡　羌活　五味子　升麻　甘草　黄连酒洗　黄芪　黄芩酒洗　黄柏酒洗　当归　龙胆草　赤芍药各五钱

上咬咀。每服五钱,水煎至二碗,去渣,入酒少许,临卧热服,忌言语。

破血红花散

当归梢　川芎　赤芍药　枳壳　苏叶　连翘　黄连　黄芪　栀子　大黄　苏木　红花　白芷　薄荷　升麻

上各等分。水煎,加酒三盏,温服。

睑生偷针

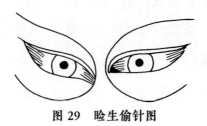

图29　睑生偷针图

问曰：人之患目睑生小疖，俗名偷针者何也？答曰：阳明胃经之热毒也，或因食壅热之物，或饮酒太过，使胃经上充于眼目，故睑眦之间时发疮毒，俗名偷针。此症翻转睑皮，剌洗瘀血，点用清凉散，先宜服退赤散，后用通精散、泻脾饮。

退赤散

黄芩　黄连　白芷　当归　赤芍药　栀子　桑白皮　木通　桔梗　连翘

每服水煎，食后服。

通精散

防风　川芎　当归　赤芍药　大黄　芒硝　蒺藜　石膏　黄芩　甘草　桔梗　牙硝　黄连　羌活　滑石　荆芥

上用姜三片，食后服。

泻脾饮

茺蔚子　防风　黄芩　玄参　栀子　石膏　大黄炙　知母　黄柏

黑翳如珠

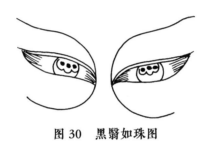

图 30　黑翳如珠图

黑翳如珠者，肾肝俱劳，七情郁结之人，毒气攻充，热极泪出，难开疼痛，甚至水轮突起，黑翳如豆、如珠，大小不定，撑起眼胞，碜涩碍人眼睛，难以运动，寝食不安，先患一只，后乃相牵俱损。治法：用小锋针逐个横穿破，其黑翳中有恶水流出即平。势若拾芥，瞬息痊安，眼即能开。设若不谙此疗，服凉剂，点凉药，靡有其功，小儿如此患者多是疳眼，其翳起来或如小香菰之状，不宜针，其治法载小儿疳眼条下，其针破翳根处,宜淡丹药吹点消磨翳根。

问曰:风轮生翳如珠、如蝇头、如蟹眼者何也。答曰:肝肾二经风热气郁也。治法:久积黑翳高者,宜挑破珠头。疼者宜拨云汤,明目细辛汤主之。热甚者,当归龙胆汤主之,点用二八丹调乳汁用。未成此症,以暴发推之。

拨云汤 治眼黑翳如珠,蟹睛,疼痛,风气伤肝肾二经,宜服之。

黄芪 蜜炙 　细辛 　生姜 　干葛 　川芎 热者除之 　柴胡 　荆芥 　藁本 　甘草 　升麻 　当归 　知母 　羌活 　防风 　黄柏

上为末。每服六、七钱,水煎服。

明目细辛汤 方在伤寒热病后症内

当归龙胆汤 方在前血翳包睛症内

蟹睛疼痛

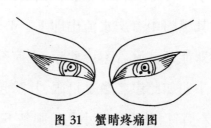

图 31 蟹睛疼痛图

蟹睛疼痛者,如黑翳同症,起于瞳仁,肝肾之病焉。其翳如豆、如珠、蟹睛者,其翳起占瞳仁,翳根小而苗大,此乃贴膈之病,膈中壅毒,贴气伏热,赤涩泪出,疼痛难开,羞明怕日,其翳发起尖高如蟹睛一般形状。治法与前症同,用小锋针针出恶水,流尽即平,次点以淡淡丹药,消其翳根,其服药不同前症,宜用泻肝补肾之剂服之,空心服补肾之药,饭后服泻肝散。

泻肝散　方在小眦赤脉症内

补肾散

蝉退　防风　蒺藜炒　当归　密蒙花　木贼　川芎　菊花　荆芥　茯苓　石决明煅过　枸杞子　知母　黄柏　青盐

上各等分。水煎,空心服。

旋螺尖起

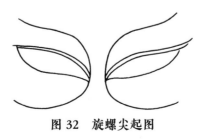

图 32　旋螺尖起图

旋螺尖起者,热积于肝肪,毒壅于膈门,充攻睛珠疼痛,中央瞳仁渐变青白色,忽然凸起血丝缠绕,此乃是膜入水轮,二家并热旋起尖来,状若螺尾,遂号旋螺尖证。治法:宜阴二阳四丹吹点,或调鳝鱼血点尖处,若年久,须有锋针对瞳仁中央针入半分,放出恶水,此乃取平之,就纸封将息,避风忌口十数日,可也。服用双解散、郁金酒调散。

郁金酒调散

黄芩　郁金　大黄　防风　栀子　当归　川芎　赤芍药　龙胆草

上为末。每服三钱,温酒调下,食后服二次。

突起睛高

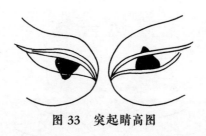

图 33　突起睛高图

突起睛高,险峻利害之症也,同前旋螺尖大不伴矣,皆因五脏毒风所蕴,热极充眼者,内属五脏,外现五轮,五脏之气,毒攻五轮之瞳。初起麻木疼痛,汪汪泪出,病势汹涌,卒暴之变莫测,非精于龙木之奥旨,不能措手全。谚云:眼不医不瞎,正此也。苟非其人,殆有甚焉,非徒无益而反害之。治法:扬汤止沸,莫若去薪熄火,急投酒调散、酒煎散,宣退五脏之毒热,捣葱艾熨五轮之突起,消除疼痛。洗以白芷、细辛、当归、苍术、麻黄、防风、羌活,未可与点药。宜忌口荤腥,将息避风,治法稍迟,或控脓,或突出一寸高者,至此之际,须锋针针出恶水,疼痛方止,睛高取平耳!无尤之效也。

酒调散

当归　甘草　赤芍药　菊花　羌活　桑螵蛸　茺蔚子　防风　荆芥　木贼

上各等分。水煎,食后加酒三盏,温服。

硬睑硬睛

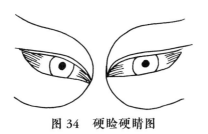

图34　硬睑硬睛图

硬睑硬睛者,胞睑睛珠俱木,痛湿难运,膈间积热,肝风上壅,气血凝滞,睛睑坚硬。血旺气虚腻之人,或饮酒大肠坚结,多受是症。先患一眼,后乃相牵俱损,渐生翳膜。治法:初发时宜摩风膏,摩去风邪,散运血气,或煎生地黄、当归、川芎、赤芍、白芷、羌活熏洗,日三度,宜泻肝膈之热,点以时药,若积年久,睑有瘀血,宜刮洗,黑睛有翳有膜,可吹可点。

问曰:眼患经久,睑胞睛珠俱木不运者何也?
答曰:血气受邪,凝闭不行故也。治法:宜刮洗,服用当归活血煎、助阳和血汤,点用重药加辛热姜粉之类。

当归活血汤　方在前两睑粘睛症内
助阳和血汤　方在前伤寒热病症内

白陷鱼鳞

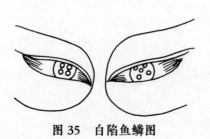

图35　白陷鱼鳞图

白陷鱼鳞者,肝肺二经积热,充壅攻上,致黑睛遂生白翳,如鱼鳞铺砌之状。或入枣花,中有白陷,发歇不时,或发或聚,疼痛泪出。然妇人多生此病,何也?苦乐不由己出,七情郁结不舒,毒蕴于肝肺者,血之室也,妇人以血为主,血伤则生肝风,黑仁风轮多生是翳,甚至白陷钉入黄仁,引血相授,渐成大患。额头兼痛,用摩顶膏摩擦,封贴于额顶处,用阴二阳四丹吹点,或用青盐黄泥固济包,煨熟研末,以鸭毛蘸点于鱼鳞中,日一次,又能除此翳耳!

问曰:黑睛生白翳,凹入不平成陷者何也?答曰:肝虚血衰也。故肝虚则受风,风甚则作痛,血衰则成陷。治法:点用珍珠、二八丹之类。

▌痛甚宜服

酒调散 方在前突起睛高症内。

没药散 方在血灌瞳仁症内。

▌羞明而不痛者宜服

蝉花散 **密蒙花散** 二方在两睑粘睛症内

桑螵蛸酒调散 方在暴风客热症内

花翳白陷 与枣花白陷同

人之患眼,生翳如萝卜花,或鱼鳞子,入陷如碎

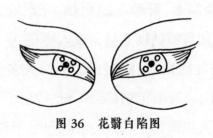

图 36　花翳白陷图

米者，此肝经热毒入脑，致眼中忽然肿痛，赤涩泪出不明，头痛鼻塞，乃是肝风热极，脑中风热极致使然也。宜服泻肝散，加味修肝散主之。

泻肝散

黑参　大黄　黄芩　知母　桔梗　车前子_{各一}两　羌活　龙胆草　当归　芒硝

上为末等分。水煎服。

加味修肝散

羌活　防风　桑螵蛸　栀子　薄荷　当归　赤芍药　甘草　麻黄　连翘　菊花　木贼　川芎　白蒺藜　大黄　黄芩　荆芥_{各一两}

上为末，各等分。水煎，入酒，温服。

蝉花散

蝉退　菊花　蒺藜　蔓荆子　草决明　车前子　防风　黄芩　甘草

上等分。水煎服。

补肾明目丸　方在前蝇翅黑花症内

密蒙花散　方在前两睑粘睛症内

冰虾翳深

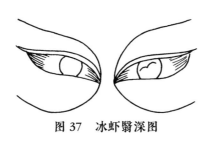

图 37　冰虾翳深图

　　冰虾翳深者,黑睛上生翳,如冰虾形状,因而名曰冰虾也,大抵与鱼鳞白陷同也。亦因肝经有热,微微小小,占在眼之风轮,黑睛含糊,清眵填粘于翳之低处,乍时赤涩泪出,眵满,蒙蔽瞳仁一重,如鼻涕,或黄或白,看则如膜遮障一般,蘸却又生,日久能致损眼,发歇来往。治法:宜阴二阳四,二夜吹一次,稍退宜点,侵晨用菊花、侧柏叶、黄连、归须、桑白皮之类煎汤,日洗二三次,服拨云退翳散。

　　拨云退翳散

　　楮实子　薄荷各五钱　川芎一两五钱　黄连　菊花　蝉退各五钱　瓜蒌根生用,三二钱　蔓荆子　密蒙

53

花 蛇退各五钱 荆芥穗 香白芷 木贼 防风 甘草各五钱

上为末,炼蜜为丸,如樱桃大。每一两作十丸,每服二丸,一日二服。

治眼引子于后:

气障,木香汤下。眼常昏暗,菊花好茶下。眼睛无神懒视,当归汤送下。妇人血晕,当归汤下。虚弱之人,十全大补汤下。

玉翳浮瞒

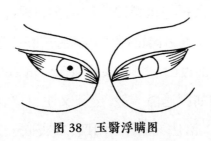

图 38　玉翳浮瞒图

玉翳者,风充入脑,积热肝膈,发歇疼痛,失于调治,日久积累,血凝不散,结成白翳,遮瞒瞳仁,如玉色相似,立名玉翳浮瞒。如此之状,有进有退,有红有泪,发歇未定。治法:用阴三阳二药吹点一次,眼泪带药汪汪流出,如此之状甚,翳膜必能渐渐收卷,浑如磨镜,尘埃去净,明必复矣。若发年久,无进无退,不红不痛,纵有丹药之验,刀针之利,终无措手之处。拨云坠翳,服药之圣,功效不能施为。纵然公侯王孙,若受此疾,为废人矣。虽有千金之贵,天下之医熟近,莫能其出手也。

问曰:人之患眼翳如玉色遮瞒乌睛者何也?答曰:此同肝风攻充入脑,积热在于肝膈之间,久乃肾虚,致眼中常发热或赤痛,初则红肿赤脉穿睛,渐渐生白翳膜,初起时如碎米,久则成片遮瞒乌睛,凝结如玉色,名曰玉翳遮睛。治之宜服泻肝散、明目菊花散、通明补肾丸。

泻肝散 治胃中热。

归尾 大黄 黄芩 桔梗 知母 茺蔚子 芒硝 车前子 防风 赤芍药 栀子 连翘 薄荷

上各等分。每服六钱,水煎服。

明目菊花散

菊花 车前子 熟地黄 木贼 蒙花 薄荷 连翘 白蒺藜 防风 川芎 荆芥穗 甘草

上各等分,水煎服。

通明补肾丸

楮实子 五味子 枸杞子各一两 人参 菟

丝子 肉苁蓉 菊花 熟地黄 当归 牛膝 知
母 黄柏 青盐各一两

上炼蜜为丸。每服五十丸,空心盐汤下。

膜入水轮

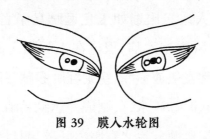

图39 膜入水轮图

膜入水轮者,肝脏积热,邪在肺经,此金克木之候
也,故黄仁乍时生疮白色,可后又发,日往日来,致膜
渐入水轮,此翳之根也,如水之得土,变化异常,遂生
疮不退,日积月累,久成大患,谓之膜入水轮。流汁流
脓,痛涩难开,右患传左,左患传右。治法:宜明药之
时,熨以葱艾,吹以丹药,服以汤散,无有不效。若伤
日久,不痛不疼,不泪不红,如针入木,如玉之有瑕玷,
如玳瑁之有黑点,此黄仁与水轮变白定矣,纵使岐黄、
龙木再世,亦不能为也。

问曰:风轮生疮或突起,愈后变成白翳,久不散

者何也？答曰：肝木衰金气甚也。此病初患时有疼有泪，治宜退血泻肺金，修肝活血，无疼无泪淡白色者，宜服补暖活血之剂治之。

泻肺散

当归　黄芩_{各一两}　桔梗　麻黄　枳壳_{各半两}　秦皮　葶苈　菊花　旋覆花　生地黄　防风　白芷　甘草　玄参　栀子_{各一两}　地骨皮_{八钱}

上为末。每服三钱，桑白皮煎汤下。

修肝活血汤

归尾　赤芍_{各一两半}　川芎　羌活_{各七钱}　黄芪　防风　大黄　黄连_{各三钱}　薄荷　连翘　白蒺藜　菊花_{各一两}

上每服四钱，水煎入酒服。

风 轮 钉 翳

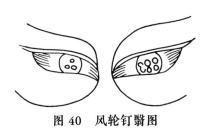

图 40　风轮钉翳图

钉翳根深者，与膜入水轮同也。此乃劳伤肝经，或性躁急促之人，啼哭含情之妇，欲强制郁伤于肝，赤涩难开，痛牵头脑，泪出羞明怕日。钉翳日深，接引黄仁，根深血援终不移。治法：宜用退热饮去风散血之剂，或痛甚服酒调散一二贴，头痛熨以葱艾，洗以防风、川芎、菊花、归尾、白芷、麻黄、羌活、荆芥之类，量翳大小、轻重吹以丹药，将息避风，大忌淫欲嗔怒，不疼不痛，亦为不治之症也。

问曰：风轮生翳如钉、如麻米者何也？答曰：肝虚火动也。此症多是性躁之人，或思虑太过所致。治法：疼痛甚者，宜服洗肝散、糖煎散，点用珍珠散加凉膈散。方俱在前

洗肝散

栀子　薄荷　防风　当归　甘草　连翘　大黄　黄芩　苍术　羌活　菊花　木贼　赤芍药　麻黄

上依等分为末。每服二钱，食后蜜水调下，或煎，日进二三服。

糖煎散

龙胆草　防风　防己　大黄　荆芥　赤芍药　当归　甘草　川芎

上各等分为末。水煎，临时服。入砂糖少许，同服。

黄膜下垂

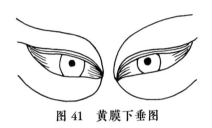

图 41　黄膜下垂图

黄膜下垂者,脾胃热,风结血凝气滞,膏脂窒塞,血运不能通,故生是疾,发歇无时,痛涩泪出,渐生黄膜下垂,发则膜舒,退则膜卷,胞皮下垂,羞明怕日,虽举不张,黄膜渐长,遮瞒瞳仁也,甚至满目皆黄,难辨人物。治法:虽不是拳毛倒睫之症,亦可夹些眼皮,使露黑睛,黄膜气舒。发歇年久可夹,乍发不宜夹。治宜通脾泻胃拨云八正之剂以对,充之丹片脑少许。如有泪退之速,无泪退之迟。忌口斋戒,使衰其血易于调理也。又有一症,黄膜从下生上,为之黄膜上充,大抵治同,厚者宜挑剪。

问曰:白睛黄赤生翳如赤膜者何也? 答曰:脾胃得肝木克土之候也。治宜省味金花丸去其黄膜,后用针砂平胃丸收功,点用重药,脑不可用,少下。

针砂平胃丸　久服平胃气,去肝邪。

苍术　厚朴　陈皮　甘草　针砂

上各等分,哎咀为末,炼蜜为丸,如绿豆大。每服五十丸,空心米汤下。

省味金花丸　治脾胃积热,致生黄膜。

栀子　黄芩　黄柏　桑白皮　地骨皮　桔梗　知母　甘草

上为细末,炼蜜为丸。清茶送下。

赤膜下垂

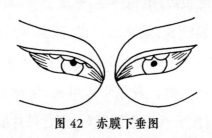

图 42　赤膜下垂图

眼胞下生赤膜垂下,遮于黑睛疼痛者,乃胃热也。治法:红痛甚者服郁金酒调散、大黄当归散,微退后,用拨云汤、生地黄散,点用重药加清凉散药,以上方俱在前。

大黄当归散　治胃中有热,生膜疼痛。

当归　赤芍药　川芎　菊花　大黄　黄芩　杏仁　薄荷

上各等分,咬咀。食后水煎温服。

生地黄散　治眼下赤膜,发歇无时,久服则不发。

生地黄　黄柏　知母　防风　荆芥　升麻　干葛　天花粉　黄芩　甘草　桑白皮　白茯苓　赤芍药

上咬咀。每服七八钱重,水煎食后服。

逆 顺 生 翳

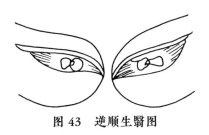

图 43　逆顺生翳图

逆顺生翳,与赤膜下垂、黄膜下垂上充之症颇同,然此顺逆者,五脏虚劳,风热冲于肝膈。上胞,阳明经毒壅,血气凝滞,故生赤膜垂下,谓之垂帘翳,此为顺。下睑,太阴肝经毒壅,故翳膜下生向上,谓之逆翳。治法:宜服泻脾胃之剂,大抵去翳之药,随其轻重增减用之,宜忌口诸毒。

问曰:眼上下逆顺上翳者何也?答曰:肝经虚损,积毒热甚,至生翳四起侵黑睛。治宜明目流气饮、蝉花无比散,点用珍珠散,次用三七丹,肿者亦可剐洗。

明目流气饮 <small>方在前伤寒热病症内</small> 治脾得邪热,或逆顺生翳。

蝉花无比散 治风毒伤目,昏暗渐生白翳遮睛。

白茯苓 甘草<small>炙,助胃和中</small> 防风<small>各四两</small> 川芎 石决明<small>盐水煮研极细</small> 赤芍药<small>各二两</small> 白蒺藜<small>炒去尖,四两</small> 蛇退<small>炙,一两</small> 蝉退<small>去头足翅,四两</small> 苍术一两 当归<small>酒浸,二两</small>

上为末。每服三钱,食后米汁调服,茶亦可。忌食毒物。

漏眼脓血

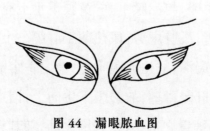

图 44 漏眼脓血图

漏眼脓血者,有甚于钉翳并膜入水轮二症之利害也,此症未发之时,其头先觉昏闷,四肢如劳,五脏多积风热壅毒,攻充于黑睛、黄仁生出毒疮,灌溉水轮控血,溃烂流脓。治法:宜葱艾入白芷锅内炒热,以绵裹,熨于眼胞上,屡换热的,散其恶血,消其败脓,止其恶痛,生地黄捣烂煨熨于有疮处更妙,用阴二阳四丹对于有疮处吹,或单用枯矾、轻粉、血竭、乳香研细对着疮处吹点,亦可洗以桑白皮入盐花明矾熏洗。服以坠翳明目丸、没药散,忌动风动血之物。

坠翳明目丸 方在前血灌瞳仁症内

没药散

没药　大黄蒸,少用　朴硝

上为末。每服三钱,酒调下,茶亦可。

飞尘入眼

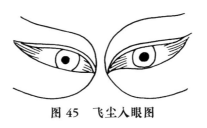

图 45　飞尘入眼图

飞尘入眼者,此症全然无事,误被物或飞尘飞丝入眼者,此外伤也。只因尘物粘在胞睑之间,粘定不出,痛涩难开,碜涩泪出,致生障膜。初患之时,治法用丝线缠耳环脚,翻转上下胞睑,拨出尘物即可。若初时不谙此法,少疗,日久必生翳膜遮瞒瞳仁,须有丹药吹点,胞睑内仔细翻看,有物粘处,必定有血积成块或肉疙瘩,此是病之发纵处,宜小锋针挑拨,或有刺尘处针毒血出,可此为病之根也,日外病也,初起宜将丝线卷铜匙脚,捻拨出尘物,久者宜翻转看上下,有积处劀洗至平,点用清凉散,服以散血退热之剂。

酒调散

当归　甘草　大黄　赤芍药　菊花　桔梗　苍术　桑螵蛸　麻黄　羌活　茺蔚子　连翘各一两

上为末。每服三钱,酒调服。

修肝散

防风　羌活　当归　生地黄　黄芩　栀子　赤芍药　大黄　甘草　蒺藜各一两

上水煎服。

拳毛倒睫

拳毛倒睫者,此脾与肺二经之得风热也,肺为五

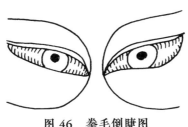

图 46　拳毛倒睫图

脏之华盖,主一身之皮毛,肺虚损则皮骤而毛落也,脾家多壅湿热,致令上胞常肿,大抵肝家受热不时泪出,痛痒羞明怕日,赤涩难开,常以手摩引,致令上下胞睑皮渐长,眼渐紧,故睫毛翻倒里面,刺眼碍涩瞳仁,渐生翳膜,欹头则视不能正观。治法:先宜劆洗瘀血,后用竹夹夹起眼皮,灸四五壮为妙,使毛生向外,其疾瘳耳! 睛中有翳,用阴二阳五丹,吹点,翳即消磨。其夹须依口诀,务令紧夹,不可滋水,恐溃有疤痕。若脱下痕处用光粉调香油,遂早搽抹,久则肉色一般,眼目光明如旧。

细辛汤　治脾经肿,得风热宜服。

细辛　防风　知母　茺蔚子　大黄　桔梗　羚羊角　黑参

上咬咀,每服四、五钱,用水煎,食后温服。

防风饮子

黄连一两　细辛　蔓荆子各三钱　葛根　防风各

五钱　当归身七钱　甘草炙　人参各一两

上水煎，食远服。避风、忌口。

除湿压热饮

细辛　苍术各一两　防风　知母　茺蔚子各两半　桔梗二两　大黄　黄芩　栀子仁　朴硝

上水煎服。

阿胶丸

阿胶蛤粉炒　鼠粘子炒　甘草　糯米炒，各一两　马兜铃　款冬花　紫菀　桔梗

上为末，炼蜜为丸，如弹子大。每服一丸，食后细嚼，薄荷汤下。

密蒙花散

密蒙花　羌活　菊花　石决明　木贼　黄柏　白蒺藜　黄芩　蔓荆子　青葙子　枸杞子

上每服三钱，茶送下，水煎亦可。

充风泪出

充风泪出者，症非一也，有肾虚不生肝木，肝经受风而虚损，故木动也，迎风而泪出也，肝经虚者，宜服止泪补肝散止之。大止泪之法，点用重药，热泪者服川芎茶调散，点用清凉散，肝风者宜苍术止之。不

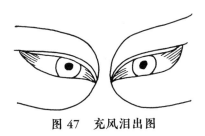

图 47 充风泪出图

赤不疼泪出,是谓之风泪,肿痛赤涩泪出者此热泪也。
若迎风而出汪汪,冬月多,夏月少,拭却还生,又不分
四季皆有,此冷泪也。冷泪者乳香川乌丸,川乌一个,
草乌二个去皮,明矾一钱,白面块一个为末,猄猪胆汁
为丸,如黍米大,每用一丸,夜卧时放在眼之大眦头,
泪出即止,或灸止之。又有肺脏久冷,大眦有窍,名为
泪堂。泪堂通肺腑,此泪难治,久流则能令目昏暗。
血气虚弱之人,不肿不赤,但淡紫红者,涩痛泪出,是
虚泪。

灸法 久流冷泪,灸上迎香二穴,天府二穴,肝腧
二穴,第九骨开各对寸半。

止泪补肝散 治肝虚迎风泪出不止,宜灸睛明
二穴,系大眦头,风池二穴,临泣二穴。

蒺藜　当归　熟地黄　川芎　白芍药　木
贼　防风　夏枯草_{血虚者不用}

上各等分,为末。每服二三钱,茶酒任下。

苍术散　治风湿伤肝,湿泪昏花。

苍术　木贼　香附米　夏枯草　蝉退　甘草　蒺藜　白芷　防风　蔓荆子　川芎　僵蚕

上各等分,为末。每服二三钱,茶清下,酒亦可。

川芎茶调散　治一切热泪,眼弦湿烂。

川芎　防风　羌活　甘草　木贼　石膏炒　石决明炒　荆芥　薄荷叶　菊花各一两

上为末。每服二三钱,食后茶下。

肝风积热

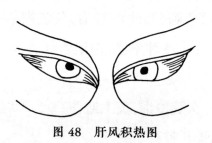

图 48　肝风积热图

肝风积热者,肝家劳苦,七情郁结,二三年间来来往往,一发一歇,遂生翳膜,或聚或散,赤涩泪出。此症多是夜勤灯光观书史,或雕画打银细巧之人,久累肝家,积热成风。肝若受风,必有脑痛,不觉渐渐昏蒙。治法：有翳者吹以丹药，内服泻肝省风之剂，除肝家之风热，忌口将息，一年半载，病根除矣。其洗眼照依疼痛肿涩眼之方，载在前症条下。

问曰：眼目递年举发无时者何也？答曰：肝经积热也。经云：肝劳则气逆，肝宁则气顺。气急则发，气顺则歇。治宜发时痛甚者服洗肝散、省风汤之类，常服此数方则能除此病也，点用清凉散。

洗肝散 方在天行赤眼症内

泻肝散 治肝经积热。

黑参 大黄 黄芩 知母 桔梗 芒硝

上各等分为末。每服二三钱，食后热水调下，日二次。

省风汤 治肝热火旺，瞳仁不清或细小，宜服。

防风 犀角 大黄 知母 玄参 黄芩 羚羊角肝虚不用 桔梗

上为末。每服二钱，水煎入灯心、竹叶，食后服。

坐 起 生 花

坐起生花者，此是内障。此症肝血衰，胆、肾二经虚也。六阳不举，故久坐伤血，起则头晕眼花，或前常见花发数般，或赤或黑或白，缭乱昏暗不明，良久乃

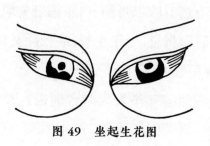

图 49　坐起生花图

定,瞳仁开大不清。此症宜补肝肾,或明目固本丸。不治,恐久变为青盲内障,变为五风,难治之症也。固本丸只生熟二地黄、天门二冬,加人参也。

问曰:人之坐起眼前见花,数般茫茫如蝇翅者何也? 答曰:肝肾二经气乏也。经云:肝肾之气充则精彩光明,肝肾之气乏则昏蒙眩晕。治法:宜补肾丸、补肝重明丸、还精丸、明目固本丸、补肾明目丸,随人气体虚实增减用之。

补肾丸　治血气虚弱,变成内障,宜服。

磁石火煅醋淬七次,水飞过,三两　肉苁蓉酒浸,焙　五味子　熟地黄酒蒸焙　枸杞子　菟丝子洗净,酒浸,蒸另研,各二两　楮实子　覆盆子酒浸　车前子酒浸　石斛去根,各一两　沉香另研,五钱　或加知母　黄柏各二两　青盐另研,五钱

上炼蜜为丸,如桐子大。每服五十丸,空心盐汤下。

补肝明目丸　治肝肾血虚,视物不明,诸眼服凉药,表里愈后少神光。

羚羊角　生地黄　肉苁蓉　枸杞子　防风　草决明各一两　楮实子五钱　干菊花　羌活　当归各二两　羊子肝四两,煮焙

上为末,炼蜜丸,如梧桐子大。每服三十丸,空心盐汤送下,日午清茶下,临卧酒下,不饮酒人参当归汤下。

明目固本丸　治心热,肾水不足用,少睛光,久服生精清心。

生地黄　熟地黄　天门冬　麦门冬　枸杞子　干菊花

上各研末,炼蜜为丸,如梧桐子大。每服三十丸,空心盐汤下。

黄昏不见

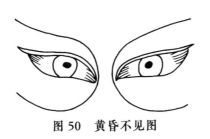

图50　黄昏不见图

人之两目,至日落西之时,渐渐不见,亦系内障,俗谓之鸡毛眼也。此乃肾之虚也。眼虽属于窍门,乃归肾而为主,肾虚则眼目昏,或贪淫乐欲酒色过度,使肾脏衰惫,禀受天真不全,精神短少,致瞳仁肾神水不清,故目之无光也。治之须有还睛补肾,看人老少虚实,斟酌药饵以平之,饮食以补之,戒色断怒,使会阴水,自然明矣。

还精补肾丸 治内障。方在目暗生花症内

补肾明目丸 治诸内障,欲变五风,变化视物不明。

川芎 当归 熟地黄 菊花 山药 知母 石菖蒲 黄柏 青盐 远志 白蒺藜 川巴戟 五味子 白芍药 桑螵蛸 茺蔚子 菟丝子 青葙子 密蒙花 枸杞子 肉苁蓉 石决明

上为末,炼蜜为丸,如梧桐子大。每服四十丸,空心盐汤下。

十味还睛丸 治下元虚惫,一切内障。

防风 羌活 密蒙花 青葙子 川芎 蒺藜 甘草 白术 木贼 菟丝子酒浸三宿,生用,焙干

上为末,炼蜜为丸,如梧桐子大。每服二十丸,空心盐汤下。

瞳仁干缺

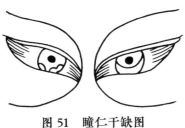

图 51　瞳仁干缺图

瞳仁干缺者，亦系内障，与外障无预，但因头疼痛而起，故列外障条中。按此症因夜卧不得，肝脏魂肺藏魄，魂魄不安，精神不定而少卧劳伤于肝，故金井不圆，上下东西如锯齿，匾缺参差，久则渐渐细小，视物蒙蒙，难辨人物，相牵俱损。治法：宜泻胆补肾之剂，一本无眦鸿飞内有，肝肾俱虚火旺也，用猪肝煮熟，露宿侵晨切薄，蘸夜明沙细嚼，此药能通明益胆之功。瞳仁小者肝之实，瞳仁大者肝之虚，此症失于医治，久久瞳多锁紧，如小针眼大，内结有云翳，或黄或青或白，阴看不大，阳看不小，遂成瞽疾耳！初起时眼珠坠痛，大眦微红，犹见三光者，宜服五泻汤、省风汤同补肾丸及补肾明目丸，久服效。方俱在前

五泻汤　治瞳仁干缺,肝火旺,及五脏虚火旺动,此药能泻火。

黄柏　知母　木通　栀子　生地黄　甘草　黑参　桔梗　黄芩　防风　热甚加羚羊角　犀角　黄连

上咬咀。每服六七钱,用水煎,食后服。

痒极难忍

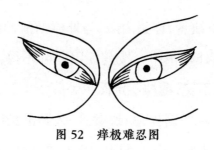

图 52　痒极难忍图

痒极难忍者,肝经受热,胆因虚热,风邪攻充,肝含热极,肝受风之燥动,木摇风动,其痒发焉。故诸痒属虚,虚则痒;诸痛为实,实则痛。黑珠痒者,有眼弦痒者,点以丹药,或煨姜摩擦,泪通痒止,或湿痒用碧天丹洗,侵晨洗以盐汤,或入桑白皮、防风、荆芥、薄荷之类。

问曰:眼迎风受痒者,何也? 答曰:脾肝二经受风邪也。治法:痒时用三霜丸、拨云散、绵裹散,洗用去风药。

三霜丸 治痒极难忍,用此丸即愈。

姜粉 枯矾 白硼砂

上为末,口津液调和如粟大。要用时,将一丸放于大眦止之。

绵裹散 治眼湿泪烂弦眼目。

当归 黄连各一钱 铜青七分 枯矾四分 朴硝

上各为细末,用细绢包绵缚紧,每一个约龙眼核大。要用时将一个用白汤半盏泡洗,一日二次。

眼内风痒

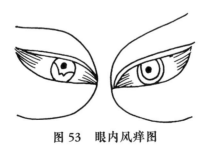

图 53　眼内风痒图

问曰:人之患眼,遇风痒极者何也? 答曰:此因肝虚,合蓄风热,胆经风毒上充入眼,遂遇风受痒。宜蒯洗,服藁本乌蛇汤、补胆汤。

藁本乌蛇汤

藁本　乌蛇　防风　白芍药　羌活　川芎　细辛

上浸酒,煎服亦可。

补胆汤

前胡　马兜铃　茯苓各一二两　柴胡　人参　桔梗　细辛　黑参

上炼蜜为丸。每服三钱,水煎服亦可。

垂帘翳

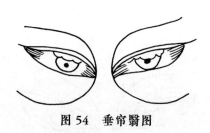

图 54　垂帘翳图

问曰:人之患眼生翳,如珠垂帘遮睛者何也? 答曰:此因心火虚炎,肝经风热,上攻入脑中,热毒流下,住于风轮,故眼赤涩泪出肿痛无时,年久乌睛白红色,故名曰垂帘翳。宜服洗心散,加味修肝散。

洗心散

荆芥　薄荷　连翘　麻黄　赤芍药　栀子　黄
连　大黄各一两

上每服五钱,水煎服。

加味修肝散

栀子　薄荷各三两　羌活一两　当归　大黄　连
翘各五钱　黄芩　赤芍药　菊花　木贼　白蒺藜　川
芎各一两　麻黄　甘草

上为末。每服三钱,用酒调下,痛用酒,不痛水
煎服。

鹘眼凝睛

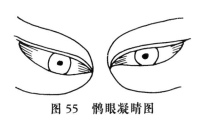

图55　鹘眼凝睛图

鹘眼凝睛,此骤然所感,非久患之症,因五脏皆受
热毒,致五轮振起,坚硬不能转运,气血凝滞,睁然如

鹳鸟之眼,凝视不运之貌,难辨人物,因形而名曰鹳眼凝睛。治法:先用香油调姜粉汁于额睑部摩擦及顶上,或摩风膏摩擦更好,服以酒煎散,以被盖出汗,其眼即活动。面面用灯火烧之,断其风路,此症多是小儿急慢惊风之症,大人少有此患。

桑螵蛸酒调散 方在前暴风客热内 眼障初服。

导痰消风散

陈皮 半夏 全蝎 白芷 甘草 羌活 防风 荆芥 升麻 细辛 芦荟

上哎咀,各等分。水煎,姜三片,温服。

辘轳展开

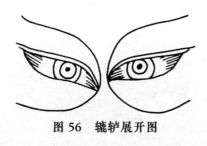

图 56 辘轳展开图

辘轳展开者,与鹳眼凝睛症同,鹳眼凝睛者睛凝不运之貌,辘轳展开而大者,此胆肾之水散焉。瞳仁之大小随黄仁之展缩,黄仁展则瞳仁小,黄仁缩则瞳仁大。人不知瞳仁能大小者非也,此乃肝受风而不展辘轳,则瞳仁圜圆也,随肝轮而缩,觉见瞳仁大不收,号曰辘轳展开症。风充入脑,眼带吊起,此症小儿急慢惊风受之。治法若前,姜汁调香油摩风膏摩擦,药用蚌壳频频灌下,乳母忌口。

问曰:瞳仁开大眼不收而展缩者何也?答曰:肝受风,痰盛也。治法:僻巽锭子、牛黄丸,石楠散,初起者宜发表,小儿如患此,治法亦同。

僻巽锭子　治肝胆受风,变成前症,小儿通睛,瞳仁阔大,并皆治之。

牛胆南星七钱　防风　干姜各三钱　白附子五钱　牛黄三分　川乌　白芷　薄荷　木香　白术　白茯苓　人参各五钱　朱砂一钱　麝香五分　白僵蚕二十个,生用　片脑五分

上将前药俱研为细末,冬用蜜二斤,甘草半斤,煎作膏稀稠得宜,将次药末和作锭子,金箔为衣。小儿急慢惊风,手足搐搦,金银箔磨汤化下一锭;大人破伤风,酒化下三四锭子,约一钱一个,或七分一个,举此麻黄一斤,甘草半斤,用水三四碗,砂锅内煎至一钟之时,入蜜一斤,缓缓熬炼至滴水内成珠,方将前药搜和为丸,即作锭子丸。

牛黄丸　能去风痰。

牛黄二分　白附子　全蝎　肉桂　芎劳　石膏各
一两　白芷三分　藿香五钱　麝香少许　朱砂二钱

上为细末,炼蜜为丸,如梧桐子大。每服二三丸,
临卧薄荷汤下。

通顶石楠散　能利膈开风痰。

石楠藤　藜芦各一两　瓜蒂七分

上为末。米汤下一匙,日一二度,灌入口内,去风痰。

小儿通睛

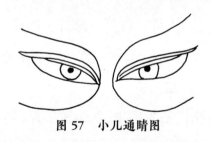

图 57　小儿通睛图

小儿通睛与鹘眼凝睛、辘轳展开此三症颇同,然
此症或因外物打着头额,或被诸般人物惊心,遂成惊
风之症。风热伤肝,魂不应目。风邪上壅黄仁,不成
关锁,瞳仁开,惟直视不辨人物,致眼通睛。通者黄
仁、水轮皆黑,似无黄仁;瞳仁水散,似无瞳仁。此黄

仁与瞳仁通混不分,号曰通瞳。亦风药摩擦二法,发散风邪宜服牛黄丸,不须点药,只服药,然前症牛黄丸、通顶石楠散亦可用也。

牛黄丸　通顶石楠散　<small>二方俱在前症条下</small>

五七犀角饮

犀角　人参　茯苓　甘草　远志<small>各一两</small>　麝香<small>少</small>许　龙胆草　黄芩<small>各五钱</small>

上㕮咀。水煎服。

小 儿 疹 痘

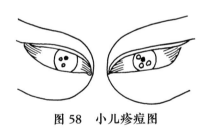

图 58　小儿疹痘图

小儿痘疹者,名为百岁疮也。不论大小俱患一度,疹痘入眼,疹有两分。痘疮初上皮肤之际,眼闭不开,眼上即有痘疮点在黑睛上易治。急取益母草煎汤熏洗,日三度,更以阴一阳五丹调鳝鱼血点,忌口及夜啼,乳母亦忌口。须疹痘痊可,其眼渐开,眼中之痘,亦随而痊矣。又有一症，疹痘之后疮痂落尽，肌体肥壮，眼中忽然红涩，此乃余毒郁结于肝而发出。此症十分利害，失治多能害目，只用车前草擂水频与吃下，洗却肝经之热毒，洗以益母草，点以鳝鱼血调药。经曰：疹痘之后，毒气郁结发肝而气不能泄，攻发于眼，伤于瞳仁者，素无治法也。

问曰：小儿此症入眼者，何也？答曰：小儿痘疮之发，五脏皆热毒之气壅塞停留，热气在肝膈充入眼，使疼痛泪出，怕日羞明难开，遂生疮于眼内，久发变为白膜。初觉疮入眼中赤涩之时，急将药泄其毒，外以退翳之药，若不能为，终身之患也。先将秦皮汤洗目，服红花退翳散，服之效。

秦皮汤 洗眼。

秦皮 秦艽 防风 细辛各一两 甘草三钱

上将水二盏，煎至一半，热洗。

红花散

红花 连翘 当归 生地黄 紫草 大黄 甘草 赤芍药

上灯心、竹叶，水煎服。

退翳散 即猪肝散

真蛤粉 谷精草 夜明砂

上为细末。用猪肝二两切开，掺药于内，以麻

扎定煮,水冷,将肝同药细嚼,煮肝本汁咽,诸般毒物
莫吃。

小儿眼生翳

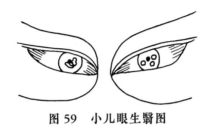

图59　小儿眼生翳图

小儿眼生翳者,脾胃实热所致。或是胎中受毒,
或因乳母好食热物,皆能令小儿患眼。量儿之大小,
疾之远近轻重,一周半载者,其药须令母吃,或蛤壳灌
入小儿吃可也。二三岁者,此是胎毒也。离母之后患
眼者,此是小儿自受之症,与母无预。此药须令小儿
吃,忌以油腻煎炒、糖甜果子之类,不独患眼所忌,不
忌多生惊症,变为疳伤,亦能害目,甚至不治之症,其
疳眼别有余条款,此乃小儿生翳症也。黑睛如麻豆,
大如萝卜花,与疳眼大不侔矣。一倍三黄丹,一倍珍
珠散点用。

加味修肝散

栀子　薄荷　连翘　麻黄　赤芍药　羌活　当归　大黄　黄芩　菊花　木贼　白蒺藜　川芎　甘草

上水煎，食后服。

疹痘入眼

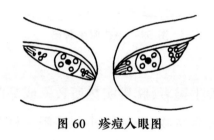

图60　疹痘入眼图

问曰：小儿疹痘入眼者何也？答曰：小儿于母胎中受其毒，必发疹痘，出之时五脏俱有热相攻，或肝脏热甚，必有痘生于目内，宜服。

凉肝散

草决明　天花粉　甘草　赤芍药　绿豆皮　谷精草

上为末。每服六钱，蜜水调下。

问曰：小儿痘疹伤眼者何也？答曰：内脏虚热上攻也。治法：经云：切不可泄，余毒宜用微凉剂和解。此症初起，睛上红紫涩痛，可用通神散，或车前草擂蜜水，频频与吃，洗去肝中火邪。若至丧明，睛中有翳，或凹入者，经云：疹痘之后，毒气郁结于肝，伤于瞳治，素无治也。

通神散　治小儿疹痘，用此能解毒。

白菊花　绿豆皮　谷精草　石决明煅过

上各等分为末。每服二钱，干柿一个，米汁水一盏同煎，候水干，不拘时服，能服汤药，只将本方煎服亦可。

救苦观音散

桔梗　当归　连翘　藁本　细辛　苍术　龙胆草　羌活　黄连　知母　黄芩　黄柏　川芎　柴胡　防风　升麻　生地黄　红花

上各等分，炼蜜为丸。能吞者每四五十丸服，小者磨服之。

通神散

菊花　谷精草　密蒙花　绿豆皮　苍术　石决明　甘草　黄芩　蝉退　木贼

上各等分。水煎，食后温服。

小儿雀目

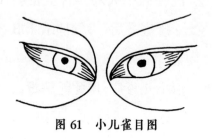

图 61　小儿雀目图

问曰：大人小儿雀目，至申酉时不见物者何也？
答曰：肝虚受邪热所伤，经络凝滞不和，阴阳不和，荣卫不通，夜至昏也。治法：宜服五胆丸、蝙蝠肝散，又宜服苍蝇散，猪肝散主之，不用点药，虚极者用补药亦可，增减用之。

苍蝇散

用苍蝇翅草及花为细末，用白水煮猪肝露一宿，空心煎丸。又可服猪肝散。

猪肝散　即退翳散。方在前小儿疹痘症内

五胆丸

熊胆一个　黄牛胆二个　青鱼胆一个　鲤鱼胆二个　青羊胆一个　石决明二两　夜明砂一两　麝香少许

上为末,将前胆和为丸如绿豆大。每服三十丸,空心茶下。

蝙蝠散

蝙蝠肝一个 石膏一两 黄丹煅 石决明煅 白蒺藜炒,各一两 若无蝠肝用羊肝加夜明沙。

上将前药研细末。每服二钱,米汤调下,无蝙蝠肝用羊肝一块切作四块,以药一二钱掺肝内,以麻缚定,用米汁水入罐内煮熟,次早取出羊肝药细嚼,以煮肝汁同食效,如体虚弱之人亦可服补药,为丸尤妙。

胎风赤烂

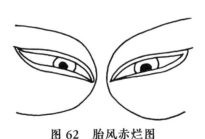

图 62 胎风赤烂图

胎风赤烂者,其症有三:初时血露入眼,洗不干净,而生是疾,遂至赤烂;又有在母胎中,其母不知忌口,多食壅毒之物,酒面五辛之类,至产生三四个月,两眼双赤，眵粘四眦，红赤湿烂，此是胎毒所致。此小儿在腹中饮母血，血毒于儿，出生方发此症也；又有乳母壮盛之人，抱儿供乳之际，儿口未哺，乳头汁胀满，其汁洒然射出，充入儿眼亦能生此烂湿。若充射面部则能生疵湿疮痒。大抵此三症通号曰胎风赤烂。孰知内有三因之由，血露不净与乳充射，宜碧天丹洗，胎毒者须母服三黄丸。忌口。其儿亦用三黄汤熏洗，点以时药可也，服宜小防风汤、小承气汤、小菊花膏、导赤散，此数方随冷热用之，或童子患眼者，治法亦用此数方加减，点用时药。

小防风汤　此方治小儿胎风赤烂，小儿眼生翳。

大黄　栀子　甘草　赤芍　归尾　防风　羌活

上等分。水煎，食后服。

小承气汤

大黄　薄荷　杏仁　蝉退　甘草　羌活　天麻　当归　赤芍药　防风

上水煎服。

小菊花膏丸　治小儿风毒眼。

黄连　枯黄芩　大黄　干菊花　羌活　苍术　荆芥　防风

上为细末，炼蜜为丸。每服四五十丸。或为膏。

小儿疳伤

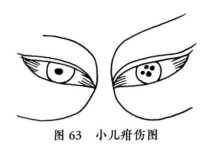

图 63　小儿疳伤图

　　小儿疳伤之症，富贵之家，多生是疾，盖因由父母过爱之由也。小儿如草木之萌蘗，怎受风日寒露之欺？且小儿五脏六腑未实，气血柔弱，怎禁油腻、煎炒及诸般荤腥？或一周半载，纵口果子糖甜之物，及鹅鸭鸡猪牛羊等肉；或饭方了，又哺以乳；或乳方饱，又与其饭，此出于父母至情。富贵之家，有是症焉，或贫贱之家，岂有是患？何也？一食诸物不消不化，先伤于脾，致腹胀，午后发热，至夜半方退，日久头发稀疏，转作泄泻频频，泻甚则渴，至伤肝胆，眼之白仁鲜红，羞明怕日，渐生翳膜，遮瞒黑珠，或突起如黑豆、如香菰之状。治法：先治内，后治外。用鸡卵入轻粉一二分，使君子仁一个半，葱珠几颗，湿纸包煨与吃，宜空心连吃五七弹止。又宜煮羊肝露宿,蘸夜明沙吃,或猪肝亦可。切宜忌口荤腥。其白膜用阴一阳七药调乳点,煎胡宣二连服,侧柏叶熏洗,若疳伤肝胆,眼珠突出或瞎,尽为不治之症。不独瞎眼,甚至丧命。若声哑口干,脚手俱肿,十死八九。

问曰:小儿疳伤眼目,疼痛羞明不开,乌睛上青翳如黑珠子,或白膜遮睛者,何也? 答曰:此因饮乳之际,好食果子杂物油腻及热毒物,多使脾胃生疳,或泻泄不止,夜间潮热。久则疳虫伤肝,上攻眼目。初觉红涩羞明,急疗。若乌睛上变成有黑翳如珠,泄泻不止者,多是不治。宜服除热饮等方。

五疳丸　治小儿疳眼,面瘦皮黄,羞明怕日,食乳不消。

绿矾成塈浣净　密陀僧煅过　夜明砂各一两

上为末,用蒸枣肉,捣前药末为丸,如黍米大。每服三、四十丸,量儿之大小,空心米汤下。

除热饮

大黄　知母　防风　黄芩各一两　黑参　芫蔚子　菊花　木贼各一两半

上水煎,食后服三贴,用鸡蛋一个,使君子仁三个,轻粉二分,同研末入蛋内煨熟,空心服,至二三个即去疳虫,后服五疳丸。

五痈丸

胡黄连五钱　牛黄一钱　密陀僧一两　夜明

砂　绿矾三两

上用枣肉为丸,绿豆大。空心服三十丸,米汤下。

芜荑丸　治小儿五痈。

芜荑　黄连　神曲　麦芽炒

上各等分为末,面糊为丸,绿豆大。每服十丸至

十五丸,米汤下。

五痈陈皮汤　寒热往来,薄荷汤下。

风弦赤眼

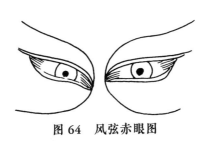

图64　风弦赤眼图

问曰:人之患眼,两睑时常赤烂者何也? 答曰:
大人患者,因脾土蕴积湿热,脾土衰不能化湿,故湿热
之气相攻,传发于胞睑之间,致使羞明泪出,含在胞睑
之内。此泪热毒,以致眼弦赤烂。治法:春夏烂者为

热烂,服用三黄汤,洗用绵裹散、金钱汤,有瘀血宜劂洗,与服泻脾汤;秋冬烂者为冷烂,又曰迎风洒泪,洗用碧天丹,点用重药,睑厚劂洗之,后宜火烙之。小儿患者,因母胎中受热,或落地之时,恶露入目,沐浴不净,拭之未干,却感外伤风邪,使邪入目,亦生此疾,治之小儿服黄芪汤,大人服茶调散,热甚洗金钱汤,风甚洗碧天丹,先劂洗后服药。

黄芪汤

黄芪　车前子　细辛　黄芩　五味子　苍术　黄连各一两

上各等分,水煎服。

茶调散　即川芎茶调散。方在前充风泪出症内

三黄汤　在胬肉攀睛症内

绵裹散　在痒极难忍症内

碧天丹

金钱汤　治年久弦烂。

古钱即老铜钱生锈者,用七个　黄连研末,二钱　白梅干五个,梅自落者为白梅

上将此三味,用老酒二小盏,于瓷罐内煎至半盏,至夜时冷可洗用,不过三四日即愈,日二次。

烂弦火穴法

鱼尾二穴　睛明二穴　上迎香二穴　攒竹一

穴　太阳二穴

烂弦风之症,因脾胃壅热,久受风湿,更加吃诸毒物,日积月累,致成风烂。胞睑之内变成风痘,动则发痒,不时因手拂拭,甚则连眼眶皆烂,无分春夏秋冬皆如是,眵泪满腮,有不近人手之怕。治法:翻转眼睑,利洗瘀血二三度,或小锋针针出瘀血亦可。若因摩引有红筋者,宜老醋烧炉甘石淬七次,加以阴丹,量轻重搽点眼弦,或吹点眼内无妨。忌动风动血之物,不食可也。

肝风目暗疼痛

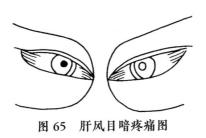

图65　肝风目暗疼痛图

此症肝风目暗者,乃是肝肾虚劳,肝气不足,血虚故也。不时疼痛,举发无时,痛则惟眼珠坠疼,颇有赤涩泪出,看物依稀,眼前多见花发数般,或黄或白或黑,见一物如见两般形状,不谙疗治,恐损眼也。此症实有内外相兼病也,非徒治外,而不治内曷济哉! 内则白蒺藜散补,外则阴二、阳八丹,调乳汁点二三夜,点一次片脑少许,洗以黄菊花、赤芍药、侧柏叶、秦皮、白芷、川芎。更加忌口,五辛诸热物莫吃。

补肝活血散 虚者宜服。

藁本　白芷　石决明　天麻　防风　细辛　羌活　黄芪　菊花　当归　生地黄　黄连

上各等分。水煎服。

补肾丸 治目暗疼痛,恐变成黑风内障,先宜服之。

泽泻去土　细辛去苗　菟丝子酒浸,焙干　五味子炒,各一两　荛蔚子焙,二两　山药一两五钱　熟地黄焙,二两

上为末,研匀,炼蜜为丸,如梧桐子大。每服二十丸,空心盐汤下。

白蒺藜散

蒺藜　菊花　蔓荆子　草决明　甘草　连翘　青葙子

上各等分。水煎,食后温服。

迎风洒泪症

问曰:迎风洒泪者何也? 曰:肝之虚也,是亦脑

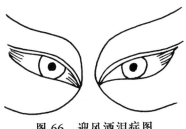

图 66　迎风洒泪症图

冷,迎风泪遂出,拭却还生,夏月即少,冬月即多。后若经二三年间,不以冬夏皆有,此疾乃泪通于肝,肝属木,目乃肝之外候,为肝虚风动则泪流,故迎风泪出,即服补肝散治冷泪。

补肝散　治冷泪。

当归　熟地黄　川芎　赤芍药　防风　木贼

上等分。水煎服。

菊花散　治热泪。

菊花　川芎　木贼　香附子　夏枯草　羌活各一两　草乌一钱　防风　甘草　荆芥　白芷各五钱

上为末。每服三钱,茶下,水煎亦可。

又方　治实泪。

菊花　蒺藜　防风　羌活　川芎　夏枯草　木贼　甘草各三两

上每服三钱,汤调下,水煎亦可。

川芎茶调散　治热泪。方在前充风泪出症内

苍术止泪散

木贼　香附子　白芷　石膏　菊花　荆芥　白蒺藜　薄荷　当归　白芍药　川芎　蝉退　夏枯草

上为末。每服三钱，食后茶清下。冬泪，酒下。

卷之下

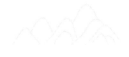

红霞映日

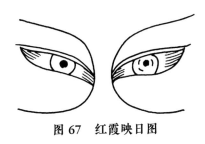

图 67　红霞映日图

　　问曰：人之患眼赤涩肿痛，年深有红翳于乌睛上，浓泪如红霞映日者何也？答曰：此乃三焦积热，肝膈风热上攻致然也。治之须用去风散血清凉之药。

　　修肝散　治肝气不顺。

　　防风　羌活　当归　生地黄　黄芩　栀子　赤芍药　甘草　藁本　大黄　白蒺藜

　　上各等分，水煎服。

　　拨云散

　　黄芩　甘草　藁本　栀子　防风　菊花　密蒙

花　连翘　桔梗　薄荷　赤芍药　白蒺藜

上水煎，食后服。

加味修肝散　方在小儿眼生翳内

早晨疼痛

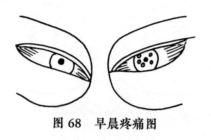

图 68　早晨疼痛图

问曰：早晨痛至午者何也？答曰：早晨至午皆阳旺，是虚阳攻上，头风攻注。为诸阳之首，早晨人动则血运赤阳转于首，与风气相攻，早晨疼痛两眦，宜服川芎散、白蒺藜散。

川芎散

石膏二两　川芎五钱　白附子一两　甘草　羌活　菊花　地骨皮

上等分，水煎服。

白蒺藜散　方在肝风目暗症内

午后疼痛

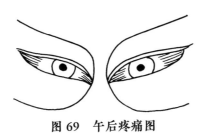

图 69　午后疼痛图

问曰：人之患眼，午后至夜，渐加疼痛者何也？答曰：脑虚阳毒胜也。人身之血，午后行于阴道，至夜归于肝之司，况脑虚阳毒胜，故午后渐疼痛昏花也。治之须用回阳汤，次以夜光柳红丸。宜服：

回阳汤　治眼珠淡红，羞涩难开，宜服。

附子　人参　当归　川芎　赤芍药　茯苓　五味子　细辛　车前子　甘草

上每服枣子一枚，姜三片，水煎，饥服。

夜光柳红丸　方在风牵出睑症内　治风湿伤肝。

痛极憎寒

问曰：人之患眼痛而憎寒者何也？答曰：此乃气

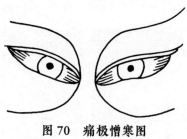

图 70 痛极憎寒图

衰血盛。经曰:血荣气卫。足厥阴主血,荣阴也,卫为阳,今气衰血旺,乃阳不盛阴,故痛极而恶寒也。宜服附子猪苓汤、白术汤主之。

附子猪苓汤

白芍药　甘草　羌活_{各一两}　附子　猪苓　加黄芩　柴胡

上每服五钱,水煎服之。

白术汤

白术　川芎　蔓荆子　没药　白蒺藜_{去刺}　黄芩　防风　五味子　菊花　甘草

上各等分,水煎服。

问曰:人之患眼痛而体热者何也?答曰:卫属阳而发热,荣属阴而发寒,荣卫为阴阳之道也。在上属心肺,在下属肝肾。今乃气旺而血衰,是阳多阴少,故痛而体热,是热邪归于心也。宜服洗心散、解明散。

洗心散

大黄　赤芍药　荆芥　黄连　当归　连翘　薄
荷　甘草

解明散

当归　赤芍药　黄芩　菊花　柴胡　地骨
皮　车前子　桔梗　生地黄　栀子　连翘各一两

上各等分,水煎服。

睑停瘀血

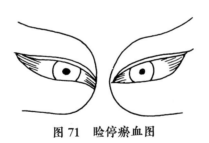

图 71　睑停瘀血图

问曰:人之患眼睑停瘀血者何也? 答曰:此乃
肝气凝滞,脾胃停风湿也,或因天行赤眼之后,起之
太早,不能调养,则使血凝于胞睑之间,名曰瘀血。
治之须翻上下胞睑,刷洗瘀血至尽,宜服退赤散、
当归散。

退赤散

大黄　黄芩　黄连　白芷　当归　赤芍药　栀
子　桑白皮

上各等分,水煎服。

当归散

当归　生地黄　赤芍药　川芎　甘草　菊
花　木贼　黄芩　大黄　蒺藜　木通　栀子

上各等分,水煎服。

不赤而痛

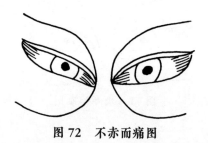

图 72　不赤而痛图

问曰: 人之患眼,不痒不赤而痛者何也? 答曰:
气脑虚也,荣卫不和,气血凝滞亦有也。七情郁结,肝
风冲上,脑中风气相攻,故不痒不赤而痛。初患急服
药,恐变为五风内障难治。宜服透红匀气散、川芎散、

助阳和血汤。

透红匀气散

当归　细辛　白芷　没药　泽兰　甘草　茴
香　天仙藤　厚朴　乳香　肉桂　黑牵牛　生地
黄　羌活各一两

上为末,每服三钱,热酒调下。

川芎散

川芎　菊花　细辛　鼠粘子　石膏　僵蚕　蒺
藜各一两

上为末,每服二钱,米汤下。

助阳和血汤　方在伤寒热病后症内

赤而不痛

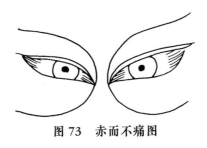

图73　赤而不痛图

问曰:人之患眼,赤而不痛者何也?答曰:肝热也。膀胱涩而不利,心火炎也。人身之血若河泽之流,比若川泽疏通,以归于海,若膀胱壅塞,则洪水妄流,人之血顺则经络流利,上下相接,周而复始,逆则散漫妄行,上注于目,故赤而不痛也。今膀胱不利,心火上炎,肝经实热,岂不若川泽之壅塞也?治之须用八正散、导赤散、顺肝丸服之。

八正散　导赤散　二方俱在大眦赤脉条下

顺肝丸

黄连　黄芩　当归　蕤仁三十粒

上共为末,炼蜜为丸。

左赤传右

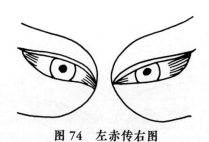

图74　左赤传右图

问曰:左赤传右何也?答曰:此阴经火热也。阳中行阴,肝也;阴中行阳,心也。邪热攻积于肝也,肝邪交于心,传于目也。左目属太阳,右目属太阴,故左赤传右,太阳经旺也。宜服三黄丸、洗心散。

三黄丸　方在大眦赤脉症内　热甚加黄柏

洗心散

大黄　当归　赤芍药　甘草　荆芥　麻黄　栀子各一两

上等分,水煎服。

右赤传左

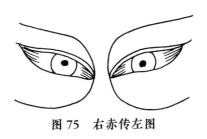

图 75　右赤传左图

问曰:右赤传左何也?答曰:此阴经火旺。脉有阴经及阳络,皆属于肺。气者肺之精也,故右赤传左,乃肺经邪热,阴络火旺,宜服泻肺散。一曰阴虚,命门火旺也。

泻肺散　方在膜入水轮症内

桑白散　治肺气壅塞,邪热上攻眼目,白睛肿胀,日夜痛，心烦闷。

桑白皮　玄参　升麻　杏仁　旋覆花　赤芍
药　菊花　葶苈　防风　黄芩　枳壳　甘草炙,各
一两

上每服水一钟半,姜三片,煎至八分,食后温服。

胞肿如桃

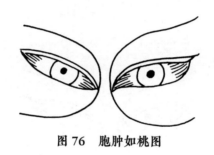

图 76　胞肿如桃图

问曰:人之患眼,胞睑壅肿如桃者何也? 答曰:
此乃脾肺之壅热,邪客于腠理,致上下胞肿如桃,痛涩
泪出,不绝之注。桃目治之,用桃叶烘热熨其肿处,宜
服发散清凉散、羌活除风汤、蝉花散主之。

发散清凉散

升麻　赤芍药　川芎　柴胡各三两　玄参　黄
芩　荆芥　甘草　白术　栀子　赤茯苓　干葛　草

决明

上共为末,每服六钱,水煎服。

羌活除风汤

羌活　独活　川芎　桔梗　大黄　地骨皮　黄芩各一两　麻黄　苍术　甘草　菊花　木贼

上水煎服。

蝉花散　方在花翳白陷症内

视物不真

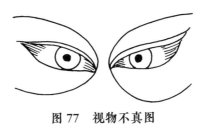

图 77　视物不真图

问曰:人之患眼,视物不明,如纱遮睛何也? 答曰:此血衰气旺。血为荣,气为卫,卫为阳而气清,荣为阴而气浊。《素问》曰:清气为天,浊气为地。清阳发腠理,浊阴走五脏者,心肝脾肺肾也。眼有五轮,内属五脏,肾属于水轮为瞳仁,肾水衰不能济于肝木,使肝木血衰,不荣于眼目,故睛少短,不能久视;肾衰不为心火交济,故心火上炎,眼目必热,则看物不准。今肾水衰乃虚阳攻上,肝血衰故目不得血,岂非血衰而气旺也。服驻景丸补肾,四顺凉肝散。

驻景丸

川椒去目,一两　楮实子　五味子　枸杞子　乳香　人参各一两　菟丝子　肉苁蓉各五钱

上炼蜜为丸,盐汤下。

四顺凉肝散

荆芥　川芎　当归　防风　赤芍药　甘草　汉防己

上各等分,水煎温服。

室女逆经

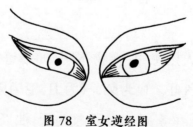

图78　室女逆经图

问曰:人之患眼,女子逆经,血灌瞳仁,满眼赤涩

者何也？答曰：此乃室女或肥壮妇女血热经闭，过期不行，则血逆行于上，注于目，灌于睛外，皆红色，或乌睛上起如胬肉。治之切不可钩割，只用下气破血通经之药，其血翳自退。宜服调经散、破血红花散、顺经汤、导赤散。

调经散

香附米　当归尾各一两　大黄五钱，蒸　黄芩二两　黄连　生地黄　赤芍药　川芎　羌活　栀子　薄荷　木贼　苏木　红花　甘草以上各一两

破血红花散　方在血翳包睛症内　治室女逆经，眼疼痛，生血翳包睛。

顺经汤　能通经，行血止痛。

当归尾　川芎　枳壳　小茴香　柴胡　陈皮　玄胡索　白芍药　青皮　香附子　桃仁　红花　肉桂　热甚加黄连、黄芩。

上各等分，水煎，食后温服。

导赤散　方在大眦赤脉症内

没药散　方在胞肉生疮症内

血室涩痛

问曰：妇人遇行经之际，眼目涩痛者何也？答曰：

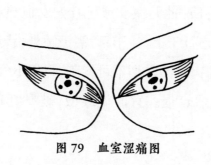

图 79　血室涩痛图

肝虚也。凡妇人禀受虚者，眼中原有病根，若遇行经之际，去血过多，肝经愈加虚损，故使眼目转加疼痛，肿涩难开，头痛眩晕，生翳于黑睛上，或如粟米，或如花翳白陷者，皆因肝衰虚也。宜服当归补血散，点以九一丹。

当归补血散

当归　川芎　白芍药　防风　细辛　菊花　甘草　车前子　茺蔚子　蒺藜　白术　羌活　薄荷_各一两　大黄_{五钱}

上每服八钱，水煎，入酒三盏，温服。

八物汤　治虚损血枯，上攻眼目。

黄芪　茯苓　川芎　熟地黄　当归　白芍药　人参　菊花

上每服，半饥温服。

白睛黄赤

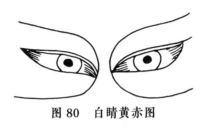

图 80　白睛黄赤图

问曰:白睛渐渐黄赤者何也? 答曰:酒毒也。酒能发阳,过饮无度,脾经受湿,伤肝胆,助火。火伤于肺经,白仁属肺,故白仁黄赤者,酒之过也,引血伤于肝,肝受其血热,自上朝于目。目受其酒之热毒,灌注睛轮黄赤。宜服黄连解毒散,服数贴之后,点以清凉散。

黄连解毒散

黄连　黄芩　黑参　龙胆草　荆芥　天花粉　栀子　茵陈　生地黄　车前子　桔梗　连翘

上每服水煎,加童便三盏,温服。

清金凉肝散

黄连　黄芩　栀子　连翘　葶苈　桑白皮　麦门冬　天花粉　赤芍药　干葛　荆芥　杏仁　青

皮　甘草

上水煎,加蜜一盏入内,煎一沸,食后温服。

患眼头疼

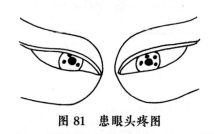

图 81　患眼头疼图

问曰:人之患眼,偏正头痛者何也? 答曰:风毒甚也。头风在右者属痰属热,用苍术、半夏,热用酒制黄芩;在左属风及血虚,风用荆芥、薄荷,血虚者用芎、归、芍药、酒制黄柏,此三症看而用之有验。治法:痛甚者酒调散表之;热痛者,石膏散、清空散、川芎茶调散;冷痛者酒调散、川芎散、神清散主之;风毒作痛,菊花散、如神散主之,不必点丹。

　　酒调散　下桑螵蛸酒调散,方在暴风客热症内

　　灸穴

百会一穴　神窗四穴　临泣二穴　听会二

穴　耳尖二穴　风池二穴　光明二穴　太阳二穴　率骨二穴

定发际并点各穴法则_{南筂参入}。偏则,_{灸一边痛}处:前眉心平以墨点记;以草比同身寸三寸,自眉心比至草尽处是前发际,亦以墨点记;又大杼骨上一点,以前草三寸尽处,亦点记,是后发际;又将草自前发际比至后发际,平折摘去一节,又将草均分作六折,摘一折止存五折,以此草,自前发际比至草尽处,是百会穴。

又以百会穴为中,四边各开二寸半,乃神窗穴也。

灸耳尖穴　　即率骨穴　将耳折转,尖上比寸半,尽处是率骨穴_{考过同}。

临泣穴　以瞳仁对眉尖上点为记,以草自点,比上三寸半_{是临泣穴}。

光明穴　对瞳仁上眉中,是光明穴。

攒竹穴　眉头两陷中,是攒竹。

睛明穴　在目内大眦外畔肉上,陷宛中。

颊车穴　在耳下曲颊端陷中。

风池穴　在后发际陷中。

肝腧穴　在第九骨下,各开寸半。

天府穴　在胸两腋下,三寸宛宛中。

听会穴　在耳下前陷中,开口取之。

耳门穴　在上耳前起肉，当耳缺。

鱼尾穴　在小眦横纹尽处。

太阳穴　在外眦五分，是。

石膏散

石膏五钱　麻黄一两　何首乌五钱　干葛八钱

上用水煎，食后服。

清空散

川芎五钱　柴胡七钱　黄连炒　防风去芦　甘草炙　羌活各一两　黄芩三两半,炒一半,酒制一半　栀子两半

上为细末，每服一钱。热酒内入茶少许调如膏，临卧抹口内，少用白汤下。如头疼每服加细辛二钱。如太阴脉缓有疾，名痰厥头疼，加羌活、防风、川芎、甘草、半夏一两五钱。如偏正头痛服之不愈，减羌活、防风、川芎一半，加柴胡一倍。如发热恶寒热而渴，此阳明头痛，只服白虎汤加香白芷。

白虎汤

知母　石膏　甘草　加吴白芷

上各等分，入粳米三十粒，水煎服。

川芎茶调散　治诸风上攻头目、偏正头痛、热头风。

薄荷八钱　防风一两五钱　细辛一两　羌活　白芷　甘草各二两　川芎　荆芥各四两

上为末，每服三钱，葱白茶调汤温服。常服清头目。

芎䓖散　治冷头风。

石膏二钱五分　草乌一分半　芎䓖二分　薄荷二分　白附子二分　甘草一分　白芷三分　细辛一分　仙灵脾二分

神清散　方在两睑粘睛症内　治冷头风。

枳壳　白芷　石膏　甘草　细辛　麻黄

菊花散　方在迎风洒泪症内

如圣散

白芷　川乌　防风各二分　细辛二分半　雄黄二分　草乌炮过去皮　两头尖

上为末，温酒调下，二日服一次。

通顶散　治一切头风。

川芎　白芷　谷精草　藜芦　防风　薄荷　牙皂　蔓荆子　细辛　蒲黄

上为末，口含水嗜之，吹入鼻内亦可。

雄黄丸　治偏正头痛。

全蝎　雄黄各二钱　盆硝钱半　乳香　没药各二钱　薄荷　川芎各一钱　片脑一分

上为末，口噙水搐，吹鼻内，日二次。

贴诸般疼痛眼方

赤芍、蒲黄与郁金,芙蓉研末拌均匀,朱缺土螺紧姜汁,若然常痛只擦睛。

痛甚,加白芷、南星、无名异。血见热久不开,加生川乌等分为末,热水调搽眼眶四围,干了再换。

羌活除风汤 方在前

能远视不能近视

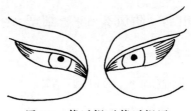

图 82　能远视不能近视图

问曰:能远视不能近视者何也?答曰:气旺血衰也。经云:近视不明,是无水也。治宜六味地黄丸,加补肾丸,诸补阴药皆可主之。

六味地黄丸　治肾虚、眼不奈视、神光不足。

熟地黄　白茯苓　牡丹皮　泽泻　山药　山茱萸

一方加川芎、当归、蔓荆子。

上为末,炼蜜为丸,如梧桐子大,每服三十丸,空心服。不必点丹。

能近视不能远视

问曰:能近视,不能远视者何也?答曰:血虚气不足也。经云:远视不明,是无火也。治宜初起者,宜服地芝丸、千里光散、菊花散,随人气血虚实加减,诸补药皆可用。

地芝丸

甘菊花　枳壳_{各一两}　生地黄_{四两}　天门冬_{四两}　又加麦门冬亦可用

上为末,炼蜜为丸,每服三十丸,空心盐汤下。

千里光散

菊花　千里光　甘草_{各等分}

上为末,每服三钱,夜后临卧,用茶清调下。

菊花散

菊花_{四两}　白蒺藜_{二两,炒,去刺}　生地黄_{四两}　甘草_{五钱}

上为末,每服二钱,食后米泔水下。

小儿疳伤

问曰：小儿三五岁，身如痨瘵，面色萎黄，眼内红肿或突者何也？答曰：脾胃受伤，五脏火旺，名曰疳伤也。治宜退热，用寒凉剂；潮热用胡宣二连汤；有虫，使君子汤；收功用五疳丸；点用清凉散。若至胃气下陷，泄泻频频，无治法。眼珠或突起变白者，废人耳。

二连汤

胡黄连五分　宣黄连一钱　成童子者焙之。

上为末，用蜜水调服，或成贴服亦妙。热甚加银柴胡。

使君子汤　能杀疳虫。

使君子三个　轻粉一个　葱珠几颗

上使君子、轻粉二味为细末，入鸡蛋一个，搅匀，用湿纸包七重煨熟蛋，熄火气，空心与吃，连吃四五个蛋，止，不可多用。

五疳丸　方在小儿疳伤症内

猪肝散　方在小儿疹痘症内

驻景补肾明目丸　治肝肾俱虚，瞳仁内有淡白色，昏暗，渐成内障，服能安魂定魄，补血气虚散。

五味子　熟地黄_{酒蒸炒}　枸杞子　楮实子_酒浸　肉苁蓉_{酒蒸焙}　车前子_{酒洗}　石斛_{去根,各一}两　青盐_{另研,一两}　沉香_{另研,五钱}　磁石_{火煅,醋水飞}过　菟丝子_{酒浸另研,各一两}

上为细末,炼蜜为丸,如梧子大,每服七十丸,空心盐汤下。

救苦汤　治热症用里,不能退热。亦赤。

桔梗　连翘　红花　细辛　当归身　甘草_炙　苍术　龙胆草　羌活　升麻　柴胡　防风　藁本　黄连　生地黄　黄芩　知母　川芎　赤芍药

上姜三片,葱三根,食后温服。

决明子散

黄芩　甘菊　木贼　草决明　石膏　赤芍药　川芎　羌活　甘草　蔓荆子　石决明

上各等分为末,每服三钱,水一盏,姜三片,煎至七分,食后服。

贴诸般赤眼方　治眼赤肿不开者。

黄柏　姜黄　南星　草乌　黄连

上等分为末,姜自然汁调,贴两太阳穴,一二次痛止。如有赤障起,亦可贴;打伤赤肿不开加芙蓉叶、绿豆粉调贴,同葱捣贴亦妙。

清凉消毒膏　敷诸热眼。

薄荷叶　芒硝　大黄　细辛　雄黄　黄柏

上等分为末,水调涂之效。

经验洗眼散　洗时眼、热眼。

大黄　山栀子　防风　薄荷　川芎　羌活　甘草

上等分,用水煎,熏洗。

洗眼汤泡散

当归梢　赤芍药　黄连　杏仁

上为细末,每日二次,用水汤泡洗。

酒煎散　治眼有风热,赤涩痛,宜服。

防风　防己　甘草　荆芥　当归　赤芍药　牛蒡子

上等分,用好酒煎,食后服。

酒调散　治白仁肿痛,可服。

槐花　栀子　牛蒡子　防风　蛤粉

上等分为末,水煎,食后入酒少许调服。

大黄当归散　治眼壅肿,瘀血凝滞不散,攻充生翳,宜服。

归尾酒洗　川芎各一两　菊花三两　大黄酒炒,五钱　黄芩　苏木　栀子酒炒,各一两　红花五钱

上等分,照加减,用水煎,食后服。

加味汤泡散　洗眼方。

归尾　赤芍药　黄连　杏仁　加防风各两半　铜青二钱　薄荷叶三钱

三泪　一曰冷泪,二曰热泪,三曰眵泪。

一冷泪,不赤不痛,无翳无膜,凡早出迎风有泪,或至秋迎风有泪,其泪自出,病在肝也。

二热泪,如糊粘下与上睑皮,有红有肿,眼冈不见日,夜见灯火泪涌出,病在心也。

三眵泪,如糊粘两眼弦,赤肿生胬肉,病在肺也。

冷泪用肝经止泪方:

当归　青盐　地黄　木贼

热泪用此方:

荆芥　栀子　黄芩　黄连　木贼　地黄　夏枯草

眵泪方:

桑白皮　夏枯草　川芎　木贼　葶苈　麦冬　栀子

治上实下虚血贯瞳睛

防风二钱　羌活　白芍药各两半　荆芥二钱　生熟地黄各两半　粉草五钱　当归二钱　川芎四钱　菊花二钱　加茯苓

上为末,水一钟,入当土地黄同煎,温服,忌一切毒物。

川芎丸　治头风冷泪。

川芎　细辛　白术　甘菊　白芷

上为细末，蜡丸如黍米大。夜卧一丸，日中一时辰换一丸。荀牧仲尝谓予曰：有人视一物作两物，医者作肝气有余，故见一为二，教服补肝气药皆不验，此何疾也？予曰：孙真人云：目之系上属于脑后，出于项中。邪中于头，逢身之虚，其人沉则随目系入于脑转，转则目系急，急则目眩以转。邪中其睛，所中不相比则睛散，睛散则歧，故见一物为两物也。后令服驱风入脑药则愈。

加减驻景丸　治肝肾气虚，视物脘脘，血少气多。

车前子略炒，二两　当归去尾　熟地黄洗，各五钱　枸杞子　川椒　楮实子无翳不用　五味子各一两　菟丝子酒煮，焙，半斤

上为细末，蜜水煮糊丸，如梧桐子大，每服三十丸，空心或酒或盐汤下。

拨云散　能散风毒，退翳障，及赤烂弦者。

羌活　防风　川芎　白蒺藜　荆芥　蝉退　甘菊花各一两

上为细末，每服二钱，食后，桑白皮煎汤调服。

泻胆散　治瞳仁干缺内障。

玄参　黄芩　地骨皮　麦门冬　知母各一两　黄

芪　茺蔚子

上每服水煎,食后温服。

天门冬饮子　治辘轳转则外障。

天门冬　茺蔚子　知母各二两　五味子　防风各
一两　人参　茯苓　羌活各两半

上每服水煎,食后温服。

补言方　所著法最奇,云眼泪痒,或生翳,或赤
痛,并皆治之。

上用宣州黄连稿碎末,蕤核仁去皮,研为膏等分,
和合,取无所病干枣头三枚,割头少许留之,却去核,
以二物满模于中,却将割下枣尖依前合定,以少绵裹
之为薄膏,则以茶瓯量水半碗于银罐器内,文武火煎,
取一鸡子大,以绵滤待冷点眼,前后试数人皆应。食
医家,用亦多得效,故附之,万不失其验。

补阳汤　治阳不胜其阴,乃阴盛阳虚,则九窍不
通,今青白翳见于大眦及足太阳、少阴经中郁遏,足厥
阴肝经气不得上通,故目青白翳内阻也。当于太阳、
少阴经中九原之下,以监府中阳气冲天上行,此乃先
补其阳,后于太阳标中。标者头也,泻足厥阴肝经火
也,上下伏于阳中,乃阴治也。《内经》云:阴盛阳虚,
则当先补其阳,后泄其阴。此法是也。每日侵晨,以
腹中无宿食,服补阳汤。临卧服益阴丸。若天色变,

大寒大热并劳役,预日饮食不调,精神不足,乃先补其阳气上升,通于肝经之末利矣。

人参　熟地黄　黄芪　白术　甘草　白芍药　羌活　独活各一两　泽泻　陈皮　防风各五钱　知母炒　当归身去芦,酒制　白茯苓去皮　生地黄炒,各三钱　柴胡去苗,三两　肉桂

上同为粗末,每服半两,水三盏,煎至一盏,去渣,空心宿食尽消服。

知母饮子　治花翳多年不退。

知母　菟蔚子各三两　防风　细辛　桔梗　茯苓　大黄　芒硝各一两

上每服水一碗,煎至五分,食后温服。

开明丸　治远年近日翳障昏盲,寂无所见,一切目疾。

熟地黄一两半,酒浸　菟丝子　车前子　麦冬门去心　蕤仁去皮　决明子　地肤子　菟蔚子　枸杞子　黄芩　五味子　防风去芦　泽泻　杏仁炒,去皮尖　细辛　青葙子　葶苈　官桂　羊肝须用白羊者肝,薄切片焙干作末;或只以水煮烂,研烂为末,作丸;或少则以蜜渍之

上为细末,糊丸如梧桐子大,每服三十丸,热水下,日三服,但忌生姜、糟酒、炙煿等物。

磨光散 治诸风攻眼,磨翳障,除昏暗。

防风 羌活 菊花 草决明 蝉退_{去足} 蛇退_{剪碎和麻油炒} 甘草_炙 沙苑蒺藜_{形如羊肾者,慢火略炒} 石决明_{扬碎研细,以水飞过,各五钱}

上为细末,每服一钱半,食后麦门冬煎汤调服。

密蒙花散 治冷泪昏暗。

密蒙花 菊花 蒺藜 石决明 木贼_{去节} 白芍药 甘草_{各五钱}

上为细末,每服一钱,清茶调下。服半月加至二钱。

决明散 治眼见黑花不散

决明子 甘菊花_{各一两} 防风_{去芦} 车前子 穹劳 细辛 栀子仁 蔓荆子 玄参 白茯苓 山茱萸_{各一两半} 生地黄_{三两}

上为末,每服二钱,食后盐汤调下。

羌活散 治风气攻眼,昏涩多泪。

羌活 川芎 旋覆花 天麻 藁本 防风 蛇退 甘菊花 细辛 杏仁_{去皮,各二两} 甘草_{炙五钱}

上为末,水煎,食后服。

龙胆草散 治上焦风热,毒气攻冲,眼目暴赤、碜痛羞明、多眵、迎风有泪、翳膜攀睛,胬肉隐痛,并皆治之。

龙胆草　木贼去节　草决明微炒　甘草炙,各二两　附米炒去毛　川芎各四两

上为末,每服二钱。麦门冬、热水,入沙糖少许同煎,食后调服;或米泔汁调亦可。

地黄散　治黑睛或白睛先赤而后痒,迎风有泪,隐涩不开。

生地黄一两　芍药五钱　当归　甘草各五钱

上每服五钱,食后服。

嗜鼻散　治目风热,肿赤难开。

雄黄　辰砂各三两　细辛五钱　麝香　片脑各一分

上为细末,口含少许,嗜鼻中。

泻肝散　治天行赤眼外障。

知母　桔梗　茺蔚子　大黄　玄参　羌活　细辛

车前饮　治肝经积热,上攻眼目,逆顺生翳、血灌瞳仁、羞明怕日、多泪,宜服之。

车前子炒　蒙花去枝　草决明　羌活　白蒺藜炒去角　龙胆草　菊花　粉草

还睛补肝丸　治肝虚两目昏睛,冲风下泪。

白术　细辛　川芎　人参　决明子微炒　羌活去芦　当归切,焙　白茯苓去皮　苦参　防风去芦　官桂

去粗皮　地骨皮　玄参　黄芩去黑心　五味子　车前子炒　菊花　青葙子　甘草炙

上为细末，炼蜜糊丸。每服三十丸，加四十丸，不拘时米饮下。

镇肝丸　治肝经不足，内受风热，上攻眼目，昏暗痒涩难开、多眵洒泪、怕日羞明、时发肿赤，或生翳障涩，并能治之。

远志去心，三两　地肤子二两　青葙子少下　白茯苓　防风　决明子　蔓荆子　人参各二两　山药　甘菊花　柏子仁　甘草炙，各五钱　细辛一分　玄参　车前子　地骨皮各五钱

上蜜糊丸，每服三十丸，食后米汤下，日三服。

羌活散　镇肝明目暴赤眼，一切内外障翳。

羌活　川芎　防风　旋覆花各五钱　楮叶　楮实　苍术米泔浸去皮　蝉退　木贼　菊花　桑叶　甘草各一两

上为细末，每服二钱，茶清下，早晚食后、临卧时各一服。合药时不得犯铁器，及不见火，忌面及酒、诸毒物。

青葙子丸　治肝虚积热外障。

青葙子二两　车前子　菟丝子　熟地黄　茺蔚子　五味子　细辛　防风　人参　泽泻　茯苓各一两

上每服三十丸,空心茶清下。

地黄丸　治用力劳心,肝虚风热攻眼,赤肿羞明、渐生翳膜,兼肝肾风毒热气上冲。久视目疼伤肝血。肝主血,勤书则肝伤而目昏,肝伤则目伤,风而热气凑,目昏益盛。不宜专服补药,当益血镇肝,而目自明矣。

熟地黄〔两半〕　菊花　防风　光明朱砂　羌活　桂心　没药〔各五钱〕　决明子　黄连〔各一两〕

上为末,炼蜜为丸,每服二十丸,食后热水服,日三次。

晋范宁尝苦目痛,就张湛求方。湛戏之曰:古宋阳子少得其术,以授鲁东门伯,次授左丘明,遂世世相传,以及汉杜子夏,晋左太冲,凡此诸贤,并有目疾。得此方云:省读书一,减思虑二,专内视三,简外观四,日一起晚五,夜早眠六,凡六物熬以神火,下以气饰,蕴于胸中,七日然后纳诸方寸,修之一时,近其数,其目睫远视及箴之余。长服不已,非但明目,亦能延年。审如是而行,非可谓之嘲戏,亦有方也。

菊花散　治肝受风毒,眼目昏蒙,渐生翳膜。

甘菊花〔四两〕　蝉退〔去足〕　白蒺藜〔炒焦,去刺〕　木贼〔童便浸一宿,晒干〕　羌活〔各三两〕　荆芥　甘草〔各二两〕

上为细末,每服二钱,食后清茶调下。

汤泡散　治肝虚风热攻眼,赤肿羞明,渐生翳膜。

杏仁　防风　黄连　赤芍药　归尾各五钱　铜青一钱　薄荷三钱

上剉碎,每服二钱,极沸汤泡,乘热先熏后洗,冷则再换热用,日两三次。一方入白盐少许,开目沃沸洗,盐亦散血。

雷岩丸　治男子妇人,肝经不足,风邪内乘,上攻眼睛,泪出羞明怕日,多见黑花,翳膜遮睛,睑生风粟,或痒或痛,隐涩难开。兼人患偏正头风,牵引两目,渐觉细小,视物不明,皆因肾水不能既济肝木。此药久服大补肾脏,能添目力于人。服药多不知根源,往往不效。

枸杞子　菊花各二两　巴戟酒浸一宿,去皮心　肉苁蓉　牛膝各一两　川椒三两,去目　黑附子青盐二钱,以泔水同煮,水浸去皮根

上为细末,浸药水煮面糊为丸,每服十丸,空心温酒下。

又方　治肝虚,或当风眼泪,镇肝明目。

上用腊月牸牛胆盛黑豆,不论多少,浸,候百日开取,食后夜间吞三、七粒,神效。

万寿地芝丸　治目能近视,不能远视,食之能治风热。

天门冬_{去心}　生姜_{焙,各四两}　甘菊花_{二两}　枳壳_{炒,三两}

上为末,每服一百丸,食后茶清或酒下。

洗肝散　治肝实眼。

人参　黄芩_{去黑心}　赤茯苓　栀子仁　川芎　柴胡　地骨皮　菊花　桔梗　黄连　甘草

上每服入苦竹叶七片,食后服。

羚羊角散　治肝脏实热,眼目昏暗,时多热泪。

黄芩　栀子　瓜蒌　胡黄连　菊花　细辛

上每服加竹叶煎之。

竹叶汤　治肝脏实热,眼赤疼痛。

淡竹叶　黄芩　升麻　木通　车前子　黄连　玄参　芒硝　栀子　大黄_炒

上食后服。

龙胆饮　治肝脏实热,眼赤肿痛。

龙胆草　栀子　防风　山茵陈　川芎　玄参　荆芥穗　菊花　楮实　甘草

上食后服。

决明子汤　治肝脏实热,目眦生赤肉,涩痛。

决明子_炒　柴胡　黄连　竹叶　防风　升麻　细辛　菊花　甘草

上水煎服。

泄肝散 治肝热，赤眼肿痛。

栀子仁　荆芥　大黄　甘草

羊肝丸 治肝经有热，目赤睛痛，视物昏涩，及治障翳、青盲之眼。

羯羊肝五两，切片生用　黄连研为末

上先将羊肝去筋膜，于砂盆内擂。入黄连末，杵和为丸。每服五十丸，不拘时，热水送下。忌猪肉及冷水，一连作五剂，瘥。昔唐·崔承元内障丧明，夜坐闻有声，问：谁？答曰：昔蒙出活，今特来谢。授此方，依方修合，服之眼复明朗。

助阳活血汤 治眼发之后，热壅甚，白睛红，多眵泪，无疼痛而隐涩难开。此因服苦寒药过多，真气不能通九窍也，故眼花不明。宜助阳和血，补气，眼中自然明朗，不必点丹。

柴胡　白芷　升麻　当归　黄芪　防风　蔓荆子　甘草

上水煎，临卧热服，避风寒，忌食冷物。

甘菊花散 治肝气壅塞，翳障遮睛，隐涩难开。

菊花　木贼　防风　蒺藜　甘草　木香

上为末，每服一钱七分，不拘时，沸汤点服。

甘菊花汤 治内外障翳，一切眼疾。

菊花　升麻　旋覆花　石决明　川芎　大黄炒，

各五钱　石膏　羌活　地骨皮　木贼炒　青葙子　黄芩　防风　栀子仁　草决明　荆芥　黄连　甘草

上为细末,每服五钱,水一碗,蜜一盏,煎至七分,食后温服。

八子丸　治风毒气眼,翳膜睛不开,久新及内外障疾。

青葙子　决明子　葶苈子　车前子　五味子　枸杞子　地肤子　菟蒿子　麦门冬去心　泽泻　防风去芦　黄芩各一两

上为细末,炼蜜和丸,每服二十丸,加至三十丸,茶清送下,温米饮亦好,日进三服。

灵圆丹　治男女攀睛翳膜,痒涩羞明,赤筋碧晕,内外障瘀,内风赤眼,并宜服之。

苍术米泔浸,四两　川芎　柴胡　白附子　远志去心　羌活　独活　菊花　青皮　陈皮　荆芥　石膏　防风　青葙子　全蝎　仙灵脾酥炙　木贼去节　楮实　黄芩　甘草各一两

上为细末,炼蜜,糊饼蒸熟为丸,一钱重一个,食后荆芥汤或酒、或茶磨服,日进二丸,其功立验。

柴胡退翳丸　一名地黄丸。治内障,右眼小眦青白翳,大眦微显白翳,脑痛,瞳子散大,上热恶寒,大便涩或时难,小便如常,遇天暖热处,头痛睛胀,能食,

日没后天阴则昏暗,此症亦可服,名滋阴地黄丸。

熟地黄八钱　生地黄　黄柏　当归酒制　茺蔚子　丹参各五钱　知母酒炒,三钱　黑附子炮　寒水石各一钱　芍药一两三钱　防己酒制,一钱　牡丹皮　羌活　川芎各三钱　柴胡五钱

上为细末,炼蜜为丸,如梧桐子大,每服五、七十丸,空心白汤送下。如有宿消食未尽,候饥时服之,忌语言,随后以食压之。东垣《兰室秘藏》方,去翳在大眦,加葛根、升麻;翳在小眦,加柴胡、羌活是也。

补肾丸　治黑翳如珠,外障。

人参　茯苓　细辛　五味子　桔梗　肉桂各一两　干山药　柏子仁各二两　干地黄一两五钱　加知母　黄柏二两　青盐一两

上为末,炼蜜和丸,每服三十丸,空心白汤下。

退热饮子

防风　黄芩　桔梗　茺蔚各三两　大黄　玄参　细辛　五味子各一两

上为末,每服五钱,水一盏,煎至五分,食后服。

搜风汤　治旋螺大起,外障。

防风　大黄　天门冬　五味子　桔梗各一两　细辛　茺蔚各三两　菊花　芍药各一两五钱

上每服五钱，水一钟，煎至五分，食后服。

抽风汤　治奚魁蚬肉，外障。

防风　桔梗　大黄　细辛　黄芩　玄参　车前子　芒硝各一两

上每服五钱，水煎，食后服。

摩风膏　治鹘眼凝睛，外障。

黄芪　细辛　当归　杏仁　防风　松脂　黄蜡各一两　白芷　小麻油各四两

上为末，煎成膏，涂之。

补肾丸　治眼暗浮花，恐变成黑风，内障。

泽泻　细辛　菟丝子酒浸，焙干　五味子炒，各一两　芜蔚子焙，二两　山芋一两五钱，即山药　熟地黄焙，二两

上为丸，每服二十丸，空心盐汤下。

磁石丸　治雷头风，变内障。

磁石烧红，醋浸三次　五味子炒　干姜　牡丹皮　玄参各一两　附子炮，五钱

上为末，蜜和为丸，每服十丸，食后清茶或盐汤下。

泻肝散　治肝虚雀目，恐变成内障。

防风去芦　黄芩　桔梗　芍药　大黄炒

上每服入芒硝半字，临卧温服。

连柏益阴丸 一名泻阴火丸

黄连酒洗,炒,一两 防风 五味子 甘草 羌活 独活 归尾酒洗,各一两半 黄柏 细辛 知母各一两 石决明烧存性

上炼蜜为丸,如绿豆大,每服三十丸,渐加至百丸止,用清茶下。常服补阳汤,少服此药,为不可胜,补阳恐妨饮食。

升阳柴胡汤 升阳泄阴,羌活柴胡补阳汤。

柴胡 羌活 独活 甘草根去梢 归身 熟地黄酒炒 楮实 人参 白术 白茯苓 黄芪各五钱 泽泻 陈皮 防风各三钱 知母三钱,酒浸,夏月加五钱 肉桂五分

上剉碎,每服五钱,水二盏,煎至一盏,去渣,稍热服。仍合一料,炼蜜为丸,食远清茶下五十丸。每日与前药各一服。如天气热加五味子三钱,天门冬去心五钱,更加楮实五钱。

桑白皮汤 治目生花翳白点,状如枣花。

桑白皮 木通 泽泻 犀角 黄芩 甘草 玄参 旋覆花 川大黄炒,各一两 菊花一两五钱 甘草炙,五钱

上为细末,每服二钱,水一盏,煎六分,连渣汤温服。

枸苓丸 治男子妇人肾脏虚耗,水不上升,眼目

昏暗,远视不明,渐成内障。

　　枸杞子四两　　白茯苓八两,去皮　　当归二两　　青盐一两,另研　　菟丝子四两,酒浸蒸

　　上为细末,炼蜜和丸,每服七十丸,食前白汤下。

　　熟地黄丸　　治血弱阴虚不能养心,致心火旺,阳火盛,偏头肿闷,瞳子散大,视物则花。理当养血凉血,益血除风,散火则愈矣。

　　熟地黄一两　　五味子　　枳壳炒　　甘草炙,各三钱

　　上为细末,炼蜜和丸,每服一百丸,食远清茶送下,日进三服,忌食辛辣物而助火邪,及食寒冷物损胃气,药不能上行也。

　　煮肝散　　治目生黑花,渐成内障,及开睛偏视,风毒攻眼,肿痛涩痒,短视倒睫雀目。

　　羌活去芦　　独活去芦　　青葙子　　菊花各一两

　　上为细末,每服三钱匕。羊肝子一叶,剉细,淡竹叶数片同裹,如粽子大,别用黑豆四十九粒,米泔一碗,银石器内同煮,豆烂泔干为度。取肝细嚼,温酒下;又将豆食,空心、日午、夜卧服。

　　芎䕡散　　治目晕昏涩,视物不明。

　　白芷一钱　　芎䕡　　地骨皮　　荆芥穗　　何首乌去黑皮　　菊花　　旋覆花　　草决明　　石决明制不碎　　甘草各一两　　青葙子　　蝉退去土　　木贼草各五钱

上为细末,每服一钱匕,米泔水调下。

涤风散洗眼方 治风毒攻眼,赤肿痒痛。

黄连 蔓荆子各五钱 五味子二钱

上剉碎细末,分三次,新水煎,滤清汁,以手泼洗效。

通顶散 治风毒攻眼,并夹脑风。

细辛去叶 香白芷 藿香叶去土 川芎各七钱 踯躅花三钱

上为细末,每用先含新汲水一口,然后挑少许搐在鼻内,以手擦两太阳穴。

铜青方 洗眼,治风弦毒眼。

铜青黑豆大一块 防风一两 杏仁二个,去皮尖

上各细切于盏中,新汲水浸汤瓶中,顿令乘热洗之。如痛者加当归数片。

蝉壳散 治眼目风肿及生翳目膜等疾。

蝉壳 地骨皮 黄连 牡丹皮 苍术米泔浸,焙 白术 菊花各一两 龙胆草五钱 甜瓜子三两

上为细末,每服一钱半,荆芥煎汤送下,食后临卧各一服。

凉膈丸 治眼状青色大小。

黄连洗,不见火 黄芩 荆芥 龙胆草各五钱 芦荟 防风各一两 黄柏去皮 地肤子

上为细末,炼蜜和丸,每服二十丸,食后薄荷汤送下。

麦门冬散 治血灌瞳仁,昏涩疼痛,及辘轳关外障。

麦门冬 大黄 黄芩 桔梗 玄参 细辛 芒硝各五钱

上每服,水一钟煎至七分,去滓,下芒硝少许,食后温服。

连翘饮子 治目中恶翳与大眦隐涩,小眦紧,久视昏花,近风有泪。

连翘 当归 菊花 蔓荆子 甘草 柴胡 升麻 黄芩 黄芪 防风 羌活 生地黄上等分,食后服。

调经散 治室女月水停久,倒行逆上冲眼。先以光明散点。血膜不退,用珍珠散点。先以调气,则血通矣。

乌药 附米 陈皮 川芎 当归 茯苓 防风 荆芥 升麻 干葛 血竭 紫薇花 红花

血不通加苏木 气不顺加木香、沉香

上二香不过火,煎出药后,将此二味香磨与药同服;若经脉月流不断,或因气胀冲眼,眼珠肿痛,翳膜不退,服天麻散。

天麻退翳散　治垂帘翳障，昏暗不明。

当归一两，好酒浸，焙干　熟地黄一两，酒浸，焙干　川芎一两五钱　赤芍药二两五，热水泡　白僵蚕一两，热水泡过，洗去丝，姜汁炒　蝉退五十只，水泡，洗去头足　羌活　防风　荆芥　木贼各一两，去根节　石决明一两，烧过存性　白蒺藜一两五钱　白芷一两五钱　甘草七钱　麦门冬二两　黄芩尾　羊角天麻炒存性　厚枳壳炒　蔓荆子一两，打少碎　菊花一两　密蒙花七钱

共二十一味，每服莲子三个，灯心七根，水一钟半，煎至八分，食后温服；若眼红加黄连。

酒煎散　治眼赤色有气热，宜服。此方通治妇人赤肿下垂，初起服此。

汉防己　防风　甘草　荆芥　当归　赤芍药　牛蒡子

上酒煎，食后服。

大黄当归散　治眼壅肿，瘀血凝滞，攻冲生翳，宜服。

当归　菊花　大黄炒　黄芩　红花炒　苏木　栀子炒

上煎服。

当归薄梗汤　治眼生翳，泪出羞明，发久不愈。

薄荷　桔梗　知母　黑参　赤芍药　黄芩酒

炒　生地黄　菊花　茺蔚子　当归　桑白皮　防
风　川芎　白芷　甘草

上净水一钟，煎服。

黄芩白芷散　治眼血翳，泪出羞明，发久不愈。

当归　黄芩　防己　防风　川芎　白芷　蒺
藜　石决明　桔梗　草决明　青葙　蒙花　茺蔚
子　菊花　木贼　知母　赤芍药

上为细末，食后清茶下。

黄风菊花汤　治初起胬肉攀睛，急宜服之

防风　黄连　桑白皮　赤茯苓　瞿麦　车前
子　栀子　大黄　黄芩　细辛　桔梗　连翘

上水汤，半饥温服。

加减当归菊连汤　治膜下垂，初服初发，此方致
效。如久病，此方收功。

当归　白芷　赤茯苓　黄芩　赤芍　知母　桑
螵蛸　生地黄　木通　连翘　麦门冬　菊花　防
风　川芎　石膏　茺蔚　覆盆子　甘草

上水煎，食后服。

苍术散　治小儿痘疮入眼，生翳膜，羞明怕日。

苍术　槐花　防风　干葛　藁本　川芎　蛇
退　枸杞子　蒺藜　黄芩酒炒　乳香不见火，药煎成方
白菊花家产　蝉退　木贼　石膏　谷精草　甘

草　没药不见火,煎成药倾碗内,同乳香一齐下服

上为末,水煎,食后服:大人水煎,小儿为末服之。

此治小儿疳眼,其症泄后眼不开,宜服。此进贤方

当归　菊花　黄连各五钱

上为末,水一钟入蜜一匙,煎三沸,食后服之。

小儿斑疮入眼

柴胡汤,又用茶调洗肝散。如赤眼用四物汤。

四物汤

赤芍药　羌活　蝉退　木贼　黄芩　大黄　蒙花　粉草　桔梗　蒺藜　郁金　当归　防风　龙胆草　川芎　独活　石膏　川椒　菊花　草决明　黄连　荆芥　苍术　车前子　谷精草

上每服,灯心十根,温服。

六一丸　治热泪。

蛤粉　黄连　木贼　香附米

上为末,糊丸,茶送下。

通草散　治风泪障翳。

川芎　羌活　赤芍药　甘草　当归　麝香

上为末,搜匀为丸,如皂角子大,百沸汤泡,泪眼神效。

治眼赤肿方

大黄　荆芥　郁金　薄荷　朴硝　痛加没药

上为末，用姜汁调，或赤加葱根捶烂，和药贴太阳二穴。

治小儿眼不开方

用葶苈子为末，取猪胆调贴额上。

小拨云散　治男妇目涩痛烂，泪出羞明怕日，血灌瞳仁。

黄芩　甘草　栀子　大黄　龙胆草　芍药　郁金　羌活　蝉退　木贼　当归　蒙花　蒺藜

洗心散　治眼目肿痛难开，涩泪。

大黄炒　黄芩　栀子　甘草　黄柏　木通　菊花　赤芍药　防风　荆芥

密蒙花散　治久患内外障翳，羞明怕日，迎风洒泪，肿痛难开，胬肉攀睛，风热气障等病皆治之。

蒙花　威灵仙　草决明　羌活　黑附子　大黄　石膏　川椒炒　木贼　甘草　蝉退　独活　楮实子　川芎　荆芥　车前子　防风　菊花　黄连　苍术

上灯芯煎服。

消风散　治一切风毒上攻头目，拘急鼻涩，男妇宜服。

藿香　白芷　全蝎　甘草　防风　青风藤

又方　治前症,外感风邪,头痛鼻塞流涕,眼目赤肿。

荆芥　甘草　羌活　防风　陈皮　川芎　苏叶　蝉退　附米　升麻　麻黄

上姜三片,葱三根,热服,取汗为度。

治烂弦风　不问远年近日,洗药:

黄连　五倍子　蕤仁　当归　明矾焙　铜青

上为细末,将小钟装水入药于内,饭上蒸过,药水点洗烂处为妙。

治时行热眼

防风　川芎　生地黄　赤芍药　栀子　龙胆草　苍术浸炒　甘草　荆芥　黄柏

上煎服。

烂弦风

用白矾,光醋飞过,取无病妇人乳汁调,鸡毛点搽之。

烂弦风,赤眼

水银一钱　银朱五分　铜青三分

上姜包煨过,共为末筛过,点眼弦如神。

眼目头痛消风散

藿香　川芎　甘草　人参　白茯苓　荆芥　逢

州豆　甘草蚕　陈皮　蝉退　羌活　独活　防
风　加细辛、白芷、薄荷名川芎茶调散。

点药　冷眼用。

火硝二钱,水飞过,晒干　炉甘石二分,炼过,不开流
泪风痒,一切治之。

热眼

硼砂一钱,研细　片脑二厘,入前药

暴赤眼

鸡子一个,去黄用白　黄连研细末,一钱,入鸡子白
内,纸封,放烂泥中埋一日一夜,次早取出滤过点之

五脏要论

心热眼红者,血热则可用黄连、当归尾、苏木、
红花、赤芍药。痒痛之类,虚者痒痛本方:若虚,此
数味除之,加人参、细辛、没药、归尾、熟地黄、茯苓
之类。

肺热火旺者,则可用山栀子、桑白皮、地骨
皮、黄芩、防风、天麦二门冬之类;虚则可加人参、
沉香、黄芪、磁石、五味子之类;实者用葶苈子、
连翘。

肝气盛火旺者,则可用柴胡、羌活、青葙子、白芍

药、羚羊角；虚则除之，加熟地黄、当归、川芎、楮实、枸杞之类；

脾胃实者，则可用石膏、朴硝、黄芩、黄柏；虚则除之，可加白术、苍术、枳壳、陈皮、半夏、人参之类。

肾热相火旺者，则可用黄柏、知母、车前子、木通、滑石、瞿麦、萹蓄、大黄、朴硝之类；虚则大忌之，可加肉苁蓉、五味子、磁石、菟丝子、乳香、川椒、青盐、枸杞子之类。

夫审瞳仁之法，瞳仁开大者，忌辛辣之药；瞳仁焦小者，宜寒凉，辛辣则可也。开大者，以酸药收之；焦小者，以辛药散之。久注不开者，宜发之，久积宜行气血为主。养肝血还睛丸亦可用之。

未成症主方秘要：服表里不退，疼痛愈甚，用细辛汤。

明目细辛汤　治眼赤痛，眉攒肿闷，鼻塞涕涶稠粘，大便秘结，羞明怕日，隐涩难开，睫成绹，多眵粘。

助阳和血汤　治阴阳不升降，作痛不时，隐涩有泪，眵蠹红泪糊；或时发赤眼，凉药不退者用。

救苦汤　眼暴发热火旺，苦疼不住，服利药未效，有热不退可用。

　　当归龙胆汤　治眼中黄仁生黄白翳,从下而上。此候多是火旺也,人若患此,此药能泻火退热,又且能退翳消红肿。

　　桑螵蛸酒调散　治风热里病。双解散,实热里病。此药治伤风头疼及眼珠肿痛,或偏正,此是伤风寒,眼肿虽甚,其眼皮带浮而软,人多鼻塞声重,眼羞明怕日,白仁虽虚壅而不蠹红。如此状者,用前二散表里之,肿消痛止,用生地黄散、拨云汤变用,又变前方,不可久服。

　　郁金酒　里热无表证,治一切实热,其眼肿起如桃,有不近人手之怕,羞明怕日,或内壅突起,蠹红泪出如汤,鼻涕溏流,内生淡赤虚翳。如此状者,其翳不能为害,热去退翳即消。此药通解之,痛止后用救苦汤、当归龙胆收功。

　　酒调洗肝散　**经验洗肝散**　治一切热眼,及赤肿难开,眼珠痛,白仁赤而痛,不虚可用止痛。生地黄散后用,功亦同。

　　当归活血煎　治羞明怕日者,头痛虽甚,内不蠹红,此样眼多虚,或眼上珠生白陷翳者,此方可与蝉花散、密蒙花散相间服之效。

　　密蒙花散　治一切体虚之人,无疼有羞明者,服凉药不得,其眼羞明而内痛,白仁内隐红,常流清涕泪,视物蒙蒙,此药可用。日进二三服。决明子散、蝉花散,此三方功亦同效。

省风汤　治一切肝气有余,瞳仁锁紧,或成干缺,视物不能明,缭乱,白仁淡红,瞳仁焦小黄色,夜见五色烽光者。此方能除肝胆极热。

九仙饮　治年老之人,眼赤不退,带紫红白色。若然,有蠹红者,以暴发客热类推之。

洗肝散　治眼肝气有余,风轮变色,焦枯或疼痛,外生赤翳。此方能除火退肝热。

紫金丸　治外障生云膜血翳,服凉药不退,而不多痛者可用。

夜光柳红丸　治风毒上攻,眼虚肿,颇有红紫,或痒或痛,生翳年久,服诸药不效,可用。

修肝散　治暴发眼及发不时,疼痛甚者,热服。肝气上升,泪出汪汪,内有鲜红,可用。至如痛止血散不用。

补肝重明丸　治诸眼服凉药表里愈后失神光者,其眼无羞明,用之能补养肝血。还睛丸亦可用之。

当归龙胆汤　治眼中黄仁生白翳,从下而上。此候多是火旺也。人有此患,此药泻火退热,用能退翳消红肿。

审症应验口诀

如男子妇人患偏正头痛者,先审热甚,用双解散二三贴。大通之后,服川芎茶调散加凉剂,点用九一丹。冷痛者,用桑螵蛸酒调散。大通之后,用川芎散、神清散主之,点用清凉散,少加脑,入些姜粉,无不效矣。

乌轮赤晕、刺痛浮浆,此肝热也。治法宜用酒调洗肝散加麻黄、赤芍,或泻肝散、修肝散。收功生地黄散。点用清凉间九一丹。

眼生清泪,枯黄绕睛,此肝虚也。治法用止泪补肝散,点用九一丹;后服补肾丸。此乃滋母益子也。

瞳仁开大,淡白偏斜者,此肾虚也。治方,服补肾丸、补肾明目丸、驻景丸,点用九一丹。多服少点。

瞳仁焦小或带微黄,此肾热也。治法,先服五泻汤著风之类,后收功用补肾明目丸,久服甚效。

瞳青胞白,痒而清泪,不赤不疼,是谓之风眼。治法,服羌活除风汤,点九一丹,间二八,入些姜粉效。

乌轮突起,胞硬瞳红,眵泪湿浆,里热则痛,是谓之热眼。治方用双解散加凉大通之剂;瞳痛止用生地黄散,点用清凉散,间九一丹点之,随人治法用之。

眼浑如泪,胞肿而软,上壅濛濛,酸渣微赤,是谓之气眼。服桑螵蛸酒调散,后服明目流气饮、当归汤主之。

其或风与热并,则痒而浮赤;风与气搏,则痒涩昏沉。点用九一丹,间二八丹,服羌活除风汤。

血热交聚,故生淫肤、粟肉、红缕、偷针之类,服用泻脾汤、泻心汤主之,点用清凉散。有淫肤粟肉,可劂洗至平,洗止。

眼热经久,复有风冷所乘,则赤烂。点用清凉散,服用泻心汤、洗肝散主之,洗用绵裹散,其效甚速。

眼中不痛而赤,但为痰饮所注则作痛。服用半夏二陈汤,三四贴后,服明目流气饮,不用点药。

肝气不顺而夹热,所以羞明。服用洗肝散二三贴,加麻黄,后服密蒙花散五七贴,补肾主之。点用九一丹加清凉散,初不可重药。

白睛带赤或红筋者,其热在肺。服洗肺汤、除热饮、洗肝散,点用清凉药九一丹。

上胞下睑或目唇间如疥点者,其热在脾。治法,服泻脾汤、泻脾除热饮、三黄丸主之,可劂可洗。用清凉散点,有泪翳者九一丹点之。

因风则散之,九一丹入些姜粉。热则清凉散点之。气结则调顺之,将前药间点。因风者可用防风通圣散，即名双解散，后服羌活除风汤。热者洗肝散、修肝散，气结者服流气饮、黄芪汤主之。

白陷鱼鳞之症，多因肝肾俱实，血衰成陷。治法，服酒调散二贴后，服蝉花散、密蒙花散，相间服之效。点用二八丹调乳汁点，间九一丹点之。

突起睛高，旋螺尖起，险峻利害之症也。又有一法，与他取平之效，将锋针针入三分，以凤屎点针口所，以毒攻毒，或阴丹蘸点亦可。先服郁金酒调散四五贴后，可动针，此乃平之法，无光之效也。

又有一症，递年月眼内痒极，秘曰诸痛为实，诸痒为虚。人之患眼虚肿及眼眶骨，此痰饮为患。治法，用明目流气饮加半夏、陈皮、厚朴三味，用姜二片同煎，连服四五贴，其痛即除。另将二陈汤、丹药亦可点用。治之随轻重所施，治法在人意耳。

头风

冷痛　热痛　风痛　痰厥痛系偏风　阳明头痛

眼泪

热泪　冷泪　虚泪　风泪　湿泪

审症秘谕

暴发眼者，审他是热甚，用双解、救苦汤、当归龙胆汤、修肝散、洗肝散、泻肝散、郁金酒调散。

有是风热火病，服凉药不退者，用明目细辛汤、助阳活血汤、紫金川芎茶调散、明目流气饮、桑螵蛸酒调散。

有是久病血滞风甚，用当归和血煎、神清散、没药散、卷云汤。发歇无时，用生地黄散、破血红花散。

有是风毒为病，用蝉花散、如圣散、川芎茶调散、神清散、夜光柳红丸。痰病用清热、半夏、二陈汤之类，老痰用四生汤。

有是久病无表病里病，眼内净了。用蝉花散、密蒙花散、决明子散、十味还睛丸。

若内病俱无，但是外病，可次第依法，不须服药，有翳只是去翳药加减疗之。

辨眼经脉交传病症论

有人问于予曰：人之眼目，乃五脏六腑之精，苟有患伤于内腑，其理何哉？然则又有左病而不传右，右病而不传左，左右俱病，未审其详，请而言之。予应之曰：噫！非精于岐黄、龙木之奥者，莫明乎此也。

夫眼者乃五腑之专精也。目者乃心之窍也，瞳仁者肾之精也，宗精之水所以不出行，血裹之，气辅之，共凑于目。头者诸阳之所聚也，足太阳膀胱之脉，起于目之锐眦，通顶入脑，正属目本，名曰眼系。督脉阳柔之会首，循风府而出，则入系脑则为目风。厥肝脉上出额，督会于颠顶，其别交者，从目系，风相搏，故目暽暽无所见，顶中风府两筋之间，乃别阴阳交于目内锐眦，阴气盛则目膜，阳气盛则目瞑。病而不得卧者，卫气不得入于阴，故阳气满而阴气虚，故目不瞑而不得视者，卫气流于阴，不得于阳。阳气虚，故目闭。故病犹有偏胜之理。且饮食之中有五味，天地之气有六淫，人身之中有七情，皆能生病，更有贼微正邪之别。气与味也，皆无形之物，能伤于有形之质，何患不生于病？况眼科之中，又有与大方之不同，治之各有异，亦宜审其受病之因，视其内外浅深之症。假若一概治疗，不无抱薪之患，良可惜哉！予因幼耽疾苦，求医疗治，迨今数年于是。熟玩诸家之书，可知玄妙之旨，访寻师友，广博方书，采集百端，推原其本。凡有疑难之间，不耻下问，务究奥旨，予能潜心注意，虽不登岐黄、龙木之岸，亦可谓医中魁者也。

　　凡看眼法，先审瞳仁神光，次看风轮，再察白仁，四辨胞睑二眦。此四者，眼科之大要。看眼之时，令其平身正立，缓缓举手，轻撑开眼皮，先审瞳仁。若有神光，则开合猛烈。次看风轮，若展缩雄健，则魂魄无病；三察气轮，无病则泽润光滑；四辨其肉轮，若好则开合有力，二眦不蠹赤矣。

凡察翳法，若久年翳膜能去者，其翳浮虚烂红，其眼不张；若近年发歇眼，其翳红白色，浮厚者有些红未退，有泪者易散，看其中多有死钉不能去；若散翳其如红霞色者易退；若因头痛起因，有死白翳者难退。又有一样厚翳，去尽其眼全痊，黑睛有些微云，薄薄带淡白色不能去，名曰冷翳。

凡烙法，将烙时，可安心定志，将眼撑开，用湿纸将四眦好肉处用湿纸敷定，只留要烙处许大，将匙烧红，于细绵上开过即烙之，不可伤四弦，烙干用和解药外敷之，使其拔出火气。

用夹法

夹时先翻转，看上下胞睑。有瘀血处可劂，劂至平，血尽方止，方可夹上夹子。其夹不可高大，只在重弦上，仔细看其睫毛，转又要平正，方可着力扯紧，其夹肉处用小艾圆灸三个，不可多灸，灸多恐溃夹决目。

夹肉若未干,可再催用淡淡丹药,去其余翳。此眼纵有厚翳,不可用重药。

用金针拨光了之时,将蓉花叶末调水护之,一日一换,宜服谨翳丸等方。

凡拨金针,看人肥瘦,就手拨之,肥壮者先宜服退气散血,和其五脏,后可拨之。

退气散血方

大黄末,二钱五分　当归末,二钱五分　穿山甲一分二厘　连翘二分二厘　白芷一分二厘　乳香一分二厘　没药一分二厘

开金针法

凡开金针,须择吉日,风静日暖,须待日午之时,焚香请呼龙树医王、观音菩萨,然后方静坐片时,定自己之气息。令人取木凳一条,以绵被帖软,同患者坐于凳被上,骑马对坐面与我对平,毋使高低。缓缓用铜簪脚于开缝处点计之,次看锋针口,与瞳仁三分之下,要凭口诀使高低远近,方将锋针令其入眼,转看数遍足了,方按锋针三四下,看透了即取起。有些血出,用绵纸拭干其血后,方用地方,令针缓缓捻试若透此针,取出,然后依法,用天字针,再进取翳。其翳若好,

撒开裹针，缓缓收下，停针毕，方落在后。去纸，举物与他看之，即见。不可与他人久视，即用湿纸重重封固。太阳用水膏涂之，至次早方开看，再换湿纸再封，如此七日，斜卧，不可凭他翻身转侧，七日后方开封与起，无妨矣。

念观音咒七遍方取出金针，看其翳不浮起，即用湿纸封片时，方去纸，举手动之。

观音咒

愿眼紫金灯洒洒水，离易黄沙满藏经。千眼千首千龙王，文殊大士骑狮子，普贤菩萨乘象王，日里夜里云膜尽。翳膜消磨强中强，吉中吉，眼中常愿得光明，清净般若菠萝密。

眼科用药次第法

夫眼疾之医，虽分症类，而其中病源，不可不深思而熟视哉。夫疾有久新，症有轻重，须分表里、风热、气热、湿热、实热。而新病者，皆因内积热毒之轻，循经络而上头目，遇外风寒所触而发者，必须先发表风邪，后乃远其火热，黄连、黄芩以泻火，防风、薄荷以疏风,兼以麻黄、苍术之类。如无风寒所逼,推血壅上,宜用当归、大黄、防己坠下之剂。久眼昏蒙所晓,宜用当归、地黄、防风、羌活之类,有翳膜加木贼、蒺藜、蝉退、决明等剂。如胞合眼皮不开,此乃寒邪之气伤胞,宜行气之药,青皮、黄芪、香附,兼以风药佐之。血滞者宜调血,赤芍、归尾、鼠粘。如头痛者羌活、白芷、蔓荆,藁本、川乌之类,佐以风药防风、荆芥、玄参、柴胡、细辛,用之必当也。如眼眩晕昏瞆,十分作痛,但虚肿痛及眼眶,此乃痰饮所患,宜二陈汤,兼佐以风药。如肿胀暗痛,热泪难禁者,苦寒之药宜然,但视人之形气虚实,体之盛衰,务究其内外浅深,不可专书,全在人之活法。方书者,乃前人立法之规,使后无失其序。如归于症者,则缓可以寻方,倘暴发者,变动于顷刻,苟不明于药性寒温,病势之缓急,而使之疗,非徒无益而反害之矣。予掇拾诸家之方,赘成歌括六十余首,此平昔应验之神方。若用意熟记,则不思忖而了然矣,若能知抽添之工夫,加减之意趣,真可谓眼科中之至宝哉!后之学者,当以予之用心,珍之重之,俾术不轻而身不贱矣。内障一书,乃心授之法,故不形于纸笔。如若泛泛,岂仁人君子哉!

金针眼科经验方药诗括

酒调散归及麻苍,赤芍菊甘羌大黄。

芫蔚桑螵共十味,暴风肿痛用之良。

酒煎散内归芎芩,赤芍木通山栀仁。

龙胆大黄郁金入,防风加上效如神。

酒调洗肝有黑参,知母大黄芩桔梗。

栀子朴硝共七味,睛痛泪出用之痊。

四顺当归与大黄,更兼甘草赤芍良。

不拘疾眼经年久,一服交君便可康。

八正车前与瞿麦,蓇芎滑石山栀仁。

大黄木通同甘草,灯心竹叶效如神。

双解防风将军芍,薄荷芎归草朴硝。

栀翘梗芩膏麻黄,荆芥白术滑石良。

当归活血煎黄芪,薄荷苍术麻黄宜。

川芎羌活菊花等,熟黄荆芥没药医。

大黄当归散菊花,薄荷黄芩川芎佳。

壅肿血凝生赤翳,频频服药再连渣。

七宝洗心当归芍,黄连荆芥及麻黄。

栀子大黄共七味,眼疼赤痛正相当。

九仙饮治眼通红,赤芍当归与木通。

白芷黄芩同甘草，菊花荆芥与川芎。

治眼散有密蒙花，归菊荆蝉栀子加。

木贼防风甘草术，更兼赤白芍无差。

苍术散能止昏泪，夏枯木贼甘香附。

蒺藜白芷芎防风，蝉退天蚕蔓荆助。

修肝散有当归芎，薄荷连翘山栀仁。

甘草防风加蜜烹，肝虚目暗用之灵。

泻肝散内有桔梗，大黄知母与黑参。

朴硝黄芩连十味，眼痛暴发霎时平。

加味修肝散芥归，菊花羌活甘蒺藜。

大黄连翘薄荷梗，赤芍防风莫改移。

凉膈连翘栀子仁，大黄甘薄朴硝芩。

更加黄连赤芍药，服之热毒化为尘。

茶调散内菊薄荷，羌活川芎荆芥和。

石决石膏甘草少，防风木贼去沉疴。

眼中泪出如何得，四物补肝加木贼。

苍术防风白蒺藜，川芎羌活甘草炙。

明目细辛藁本芎，红花归蔓荆防风。

生黄椒茯麻根入，羌活蒙花共奏功。

救苦汤内桔翘辛，羌活川藁柴归身。

龙胆知母荆防草，黄芩连柏生地升。

拨云菊花及蝉退，白蒺川芎荆芥配。

羌活防风桑白皮，扫除热翳真无伪。

肝风冲眼泪昏蒙，羌活黄芪及抚芎。

甘草白蒺荆芥穗，何愁翳膜障双睛。

密蒙花散有菊花，木贼石决明莫差。

白芍甘草白蒺藜，细研为末用清茶。

连翘散内有黄芩，羌活菊花草决明。

白蒺密蒙龙胆草，更兼甘草去羞明。

川芎羌活治头疼，藁本细辛白芷增。

更有蔓荆防风佐，教君一服便安宁。

暖肝汤内有防风，茺蔚藁甘及川芎。

五味细辛知母等，黄芩若治最多功。

省味修肝用当归，赤芍防风白蒺藜。

蝉退大黄川芎使，更加木贼是其宜。

复明散内石决明，茺蔚青葙甘蔓荆。

木贼人参夏枯草，白芷芎蒺草决明。

人参羌活散独活，甘草茯苓桔梗芍。

枳壳天麻地骨皮，柴胡前胡川芎药。

洗心散内七般药，甘草当归同芍药。

荆芥苍术麻大黄，眼肿服之如捻却。

退赤散内有大黄，黄连白芷赤芍详。

当归蒺藜葱去白，何愁泪出白如汤。

小菊花散只五味，蒺藜木贼五味是。

羌活为末用茶调，专治羞明并涩泪。

防风汤内用蝉虫，薄荷当归及川芎。

羌活大黄栀子草，热冲眼目并头风。

蝉花散内菊芩风，羌活山栀白蒺芎。

木贼蔓荆决明子，谷精荆芥草密蒙。

省风汤内有羚羊，羌活黑参麻大黄。

知母当归升桔梗，密蒙甘草是奇方。

补血当归熟地黄，白术白芍芎芷防。

车菊辛羌甘白茯，桔梗茺蔚蒺大黄。

活血当归散木通，黄芩生地与抚芎。

白蒺当归生栀子，赤芍甘草菊花同。

破血当归刘寄菊，玄明赤芍红苏木。

黄芩归尾羌连翘，木贼甘草生地熟。

菩萨散药只五味，甘草防风白蒺藜。

苍术荆芥治羞明，效若灵丹故名是。

明目流气饮牛蒡，荆玄栀藜细防风。

甘草大黄再添入，眼中赤涩不来攻。

蔓荆散内有黄芪，甘草人参白芍宜。

黄柏倍加将酒炒，昏蒙虚气用之宜。

川芎茶调散薄荷，白芷防风甘草和。

更有细辛兼羌活，荆茶同煎用者多。

助阳和血补气汤，甘草当归白芷防。

蔓荆升麻柴胡使，黄芪加上水煎尝。

省风百解荆芥参，甘草陈皮白茯苓。

僵蚕芎劳防风藿，蝉退厚朴羌活薹。

散热饮子用黄连，防风羌活黄芩兼。

大黄当归生地入，肿痛暴发即时瘥。

龙胆散有干菊花，川芎香附木贼加。

草决明中加甘草，迎风冷泪却无些。

芎劳散内荆芥多，甘草菊花及薄荷。

苍术一味米泔浸，研为细末任调和。

神仙退翳羌活归，甘草蒙花荆贼藜。

地骨瓜蒌蔓枳实，椒连蝉菊薄蛇皮。

当归龙胆升麻草，赤芍柴胡五味藁。

羌活石膏同黄芪，黄柏连翘酒炒好。

洗心眼散治退红，羌活升麻草木通。

栀子大黄赤芍药，黄芩九味凑防风。

偏正头痛用清空，黄连酒炒及川芎。

柴胡羌活黄芩草，细辛少使配防风。

菊花茶调散川芎，荆芥细辛草防风。

白芷薄荷羌活剂，僵蚕蝉退治头风。

打扑疹痘红花散，升麻生地羌活草。

大黄连翘赤芍药，更加当归尾国老。

小防风汤栀子仁，羌活甘草当归身。

赤芍大黄水煎服，小儿热毒用之神。

小承气汤薄荷蝉，甘草杏仁及防风。

羌活天麻当归是，大黄赤芍水煎同。

菊花膏内用大黄，荆芥黄芩术草苍。

羌活防风黄连佐，细辛为末蜜调尝。

糖煎散有龙胆草，防己防风同甘草。

赤芍川芎荆芥归，服之奇效如神好。

蝉花无比有茯苓，羌活防风当归身。

赤芍蒺藜同甘草，川芎苍术草决明。

退翳拨云黄连芩，菊花龙胆羌活荆。

大黄石膏甘白芷，石决防风草决明。

以上六十一方，随手作效。

丹 药 和 论

对交丹　四六丹　可吹久年翳膜。虚厚未坚实者，不见人物者，可三日一次，九一丹解之，其翳即消散如水，厚薄至效如是。对交、四六，不可用也。后可用珍珠散，间九一丹点之。

三七丹　施于年久眼，凡红白翳，不拘下生上，上生下，厚极者可二日一次，以淡淡丹和解之。

二八丹　理三五年发歇眼，有红丝，略有疼痛痒涩,共翳带红白色,可一夜一次,轻药和之。

九一丹　治眼时常发歇,眼目生翳,或疼痛可点。若无疼痛,只用清凉散,间九一丹点之。若有淡翳似飞云雾者,只用碧云丹、清凉散吹点。

又有一切冷眼,不受寒药者,只用清凉散,少加片脑,入些姜粉,时时点之效。

又有一切眼,不受纳药者,看其翳,若去得,将各样丹膏少少调乳汁,时时少少点之。更不受者,用净三黄阳丹,不用脑点,亦能消翳。吹云膏亦可主之。

又有一样受不得前药,只将阳丹不用脑、麝、硼砂点之。

又有一样眼,诸丹药点不服,将鸡子、槟榔磨冷水,将鸡翎点,亦能退翳。

又有一样眼,不用丹药,将青盐及食盐火烧过,冷水调,鸡毛点,亦能退翳。

又有一样眼,人丢刺在眼不得出者,将葱捶碎敷之。又将五倍子捶碎敷,刺亦出。又将蜣螂即喷屎虫研碎敷之,刺亦出。

炼炉甘石浸药水方

防风　黄芩　大黄　当归　龙胆草　黄柏各一两　羌活　生地黄　川芎　白芷　细辛　菊花各八

钱 麻黄 赤芍药 苍术 木贼各六钱 黄连一两五

钱 荆芥五钱 山栀子 薄荷各七钱 草乌此以下三味

新增 柏子仁 柴胡 密蒙花

上将二十四味，俱选新鲜的，细切如麻豆一咀，用冷水四五碗，铜盆内浸三四夜，若春夏浸二宿，秋五冬七日，常以手擦过，使其味出，用细布滤过之。

炼炉甘石法

用甘石须选带隔，又要轻，或带淡天青色可也。打碎，用烧过银锅内贮满，一仰一盖，顿丹炉内，炼至极红透，铃出，淬药水内。其吃过药倾撒，仍将甘石置火内，依前淬，如此者三。凡一次须炼极红，不透恐甘石变色黑，淬三次已定，将甘石通打碎，又用新药水浸一宿，去火毒，次日倾尽药水，晒干，研末。有石者作一处，无石者作一处，异研。又可将药水再湿过晒过，研极细，紬绢筛过，即为阳丹。

修合阳丹法

炼过甘石四两 铜青七钱五分 硇砂白的，二钱

半 青盐二钱半 密陀僧一钱

上将此五味，用龙胆草及黄连二件浸过的水，通将五味和匀，湿过碾碗内，研得如泥，至腻方可，晒干再研，方入别药。

又入六味：

黄连二钱五分,为净末　细辛末,二钱,去叶　草乌末,二钱　薄荷叶八分　乳香制过,一钱半　没药制过,一钱,合乳香制法在后

上将此六味研至极细腻,方入别诸药。

后药味：

硼砂明者,一钱五分　胆矾三分　雄黄七分,要黄明者　轻粉七分　黄丹五分,以水淘去硝砂,沉丹用晒干　朱砂五分　牙硝五分　海螵蛸七分,火煅味淡白色者不用　白丁香五分,即小雀屎者,立散者　血竭五分　明矾一钱,火枯　姜粉七分,姜汁沉滤细,晒干　脑、麝少许

除片脑及麝香随时加减外,其余药二十三味,通共一处,并研至细腻,细绢筛过,贮作一罐,谓之卷云丹,即阴丹也。惟此一料卷云丹,以阴阳动静用之,或可加可减,斟酌膜之厚薄,翳之远近。假如年久翳膜厚者,加以阴丹,减阳丹。若使翳膜薄者,或乍发不久者,又加以阳丹,减以阴丹,外障诸症不出此药,百试百验无不效,真乃济世之灵宝也。

珍珠散　治一切膜障眼。

乳香制过　没药制过　珍珠制过,以上各一钱五分　硼砂枯过,一钱　轻粉一分半　麝香七厘　铜青五

分　牙硝二分半　朱砂一钱五分　片脑二分　血竭五

分　胆矾二分半　明矾枯，二分半　白丁香二分　蕤

仁二钱，新竹筒盛了，文武火煨去壳油，筒两头亦要纸封固，

取出去白皮，乃去油研用　琥珀八分，买时以一点研，将

簪脚点，放火上烧，化为清烟者，气做松香，其色蠹红，乃为

真也

　　上精制为极细末，配童子小便，浸三黄水，煮甘石

为阳丹听用。

　　怕日羞明多泪，并皆治之。却将黄连末，熊胆、牛

黄、蕤仁四件，用长流水一大碗，于瓷器内熬至半碗，

用重绵布滤去渣，量意入蜜二两，文武火熬至紫色，蘸

起牵丝为度，不可太过不及，将方硼砂、龙脑收贮在瓷

器，封固，土埋七日出火毒，用时将铜簪蘸点于眼内少

许，日点三次。忌动风之物。

　　灵妙应痛膏　此膏治眼疼痛，暴发不可忍者。

　　蕤仁一百粒，去皮油　朱砂飞，一钱　片脑一字　乳

香如枣核大　硼砂一钱

　　上将前药俱为细末，用蜂蜜为膏子，以铜簪点之

一二次其痛即止。

　　神仙碧霞丹

　　铜绿一两　当归二钱　没药二分，制过　麝香二

分　马牙硝五分　乳香五分，制过　黄连末，二钱　片脑

二分　白丁香二分　一方加此三味。

上将前药俱研为末,熬黄连膏子为丸,如龙眼核大,用时将一丸凉水化开,日点二次,六次效。

吹云丹　治目中泪及迎风并羞明怕日,常欲闭目在暗室,塞其户牖,翳成岁久遮睛,此药多点神效。

细辛　升麻　蕤仁各二分　青皮　连翘　防风各四分　柴胡五分　甘草　当归各六钱　荆芥穗一钱,绞取浓汁　拣黄连三钱　生地黄一钱五分

上将咬咀,除连翘外,用净水二碗,先熬余药至半碗,入连翘同熬,至大盏许,去渣,入银石器内,文武火熬至滴水内成珠不散为度。炼熟蜜少许熬用之。

搐鼻散

三黄　黄柏　黄芩　黄连

炼煮罐内三黄,童便以干为度。取出,又以龙胆草水洗浸一宿,晒干。甘石即三黄丹。听用。以前珍珠散药末为极细末,再不必用制,配合三黄听用。

珍珠散　此能退翳。翳厚者点之,合此药,硼砂要枯过用。

一倍三黄丹　一倍珍珠散　脑、麝、硼砂临时放,量度下。

如要轻些

一倍三黄丹　一倍珍珠散　脑、麝、硼砂如前。

再要轻些

阳丹一倍　三黄丹一倍　珍珠散一倍。

上三样共合脑、麝、硼砂亦要。

合丹口功要法

其合丹之日,要天晴日朗,更擂诸药要细,筛而又筛方妙。

　　九一丹　九匙阳丹,一匙阴丹。

　　二八丹　八匙阳丹,二匙阴丹。

　　三七丹　七匙阳丹,三匙阴丹。

　　四六丹　六匙阳丹,四匙阴丹。

以上丹药俱脑、麝、硼砂枯煅过,临时量度加减放。

假如二八丹,阳丹八匙,阴丹二匙,用片脑三厘,枯过硼砂四厘,麝香二厘。

九一丹,阳丹八匙,阴丹一匙,枯过硼砂五厘,片脑三厘,麝香一厘,能止泪去翳。

清凉散　即阳丹十匙,硼砂六厘,生用片脑三、四厘,麝香三厘,其脑、麝、硼砂,点时合丹量度下。

碧云丹 即清凉散加铜绿,亦要脑、麝,或加枯矾少许,能去翳膜用。

卷云丹 即阴丹。如遇眼勾剪大小眦,头晕,可将药调液点,退血。

又有一丹,点能退翳。

卷云丹一匙　阳丹半匙　姜粉三分　飞矾半分　烧过盐一分半　共合点之。

七宝散

琥珀　珍珠各三钱　硼砂五分　珊瑚一钱半　朱砂　硇砂各五分　玉屑一钱　蕤仁三十粒　片脑　麝香各一分

上将前药俱细研碾如尘埃,方入麝香、片脑、蕤仁三件,再研,熟官绢筛过于罐内,夜间临卧时,以铜簪挑一米大许,点于有翳膜处。

拨云散

炉甘石炼过,二两　黄丹制过,二两　川乌一两五钱　犀角一两　乳香　没药　硇砂　青盐各二钱五分　硼砂　血竭　轻粉　鹰屎各二钱　片脑五分　麝香五分　蕤仁去壳,钱半

上将前药如法精制,共研和,均极腻,以羊角罐收贮。但有翳膜者,以铜簪每夜临卧点二次,极厚者亦能去也。

治诸眼一切点眼膏药

千金胜极膏

炉甘石炼过,一两　黄连末,六钱　川乌炮去皮,六钱　铜青好的,二钱　川姜煨,去皮,六钱　鹰屎二钱　没药制过　黄丹各一钱　乳香制过,一钱　血竭一钱　硼砂五分　龙脑五分　麝香二分　蕤仁去皮油净,六钱

上将前药俱为末,冬蜜一斤,沙锅内溶开,生绢滤过,去蜡煎熬,用棍棒不住手搅,熬至紫色,滴水不散,将前药末入内搅匀,取出于青石上铁捶可打千余下。或为锭子,或为丸子,不拘作法。远年近日疼痛,风湿难开诸证,将一丸温水化开,或点眼,或作锭子磨水点之极效。又或为膏于纸上,贴两太阳穴,散血尤妙。

熊胆膏

熊胆一钱,真者其色如沙糖样,带润湿色,吃在口内,味苦又凉,即真者　牛黄一钱　龙胆脑五分,即苏州薄荷,其叶三四指大,如羊叶相似　蕤仁去油,一钱　硼砂一钱　黄连为末,二两

此膏治男女远年近日,内外障膜赤烂,天行时气,暴发赤肿。

治眼肿红,痛涩难开。若用蒯洗之后,可吹鼻口。

先含水一口,然后吹之,以通其气,散其风邪。

鹅不吃草二两　川芎　白芷　石菖蒲　蔓荆子各三钱　细辛　牙皂　全蝎各一钱　郁金三钱

上为细末,罐内收贮,勿令泄气,以备后用。

五黄膏　治目肿痛涩,欲以冷洗应验。

好黄连　黄芩　黄柏　大黄　黄丹

上为细末,以芙蓉叶用冷水,或煎茶调,贴二太阳穴。

白敛膏

好白及　小白芷　白敛

上为末,牛脂熬成膏,如前敷贴。

四生散　治眼目被物刺伤,或摸损。

生地黄　生薄荷　生艾叶　生当归　朴硝

上共捣烂,贴眼眶并患处。

神仙散　治头目昏眩,偏风痛极。

甜瓜蒂　焰硝　雄黄　苍耳子　川芎　薄荷　藜芦　郁金

上将前为末,口含水吹一字入鼻中,令患者含水一口,方吹药入患者鼻中。

碧天丹　专治远年近日烂弦风眼。

铜青五钱　明矾四钱　五倍子一钱　白墡土一钱　海螵蛸一钱　薄荷叶五分

上将此六味俱为末,用老姜汁搜和为丸,如圆眼核大,要用时将一丸淡姜汤一盏泡散,洗眼弦,次日再洗,依此洗三四次即愈。

八仙丹　治烂眼弦风有虫痒,甚效。

当归七分　铜绿一钱　薄荷七分　白矾一钱　黄连　五倍　焰硝各五分　轻粉一分

上为末极细,以绢筛,用绢包约龙眼核大,泡洗,日三五次。

药性论

当归　味甘,性温,入心肝二经。尾能破血,头养血,全用活血,热者不可用。制用酒洗。

川芎　味辛,性温,入肝经。上行头角,助阳气止痛,下行血海,能养血。如气旺者不可用。

赤芍药　味苦辛,性寒,入肝经。能破血行血,去赤肤,止痛。

白芍药　味苦酸,性寒,入肝经。能补脾,损肝气,能养肝血,泻肝火。如肝虚火衰者不可用。

熟地黄　味甘,性温,入心经、肝经。补血,如热者不可用。用酒蒸,杵烂为饼,晒干,研为末作丸,如不作丸勿蒸。

黄柏　味苦寒,入肾经。补肾,降相火,如火衰不可用。

龙胆草　味苦,性凉,入肝经。益肝胆气,治目赤肿,除胃家伏热。

半夏　除湿化痰和胃气,利胸膈,治太阴头痛,制用姜汁炒。

羌活　入膀胱经。治头痛,去风邪,降肝气,肝虚不用。

防风　味甘辛,性热,入膀胱经。以体用,通疗诸风,以气味能泻肺经。

黄连　味苦,寒,入心经。能泻心火,凉血,去中焦热,厚肠胃。

大黄　味苦,寒,入胃经。有推墙倒壁之功,能消肿,去其皮肤之热。实者生用,虚者酒蒸,久患虚肿者勿用。

生地黄　入心经。治血热,生新血,散瘀血,凉心血,血寒者勿用。

麻黄　入肺经。去风寒,退邪热,开九窍发表。

白芷　味辛,性热,入肠经。去风止痛,治足阳明头痛,去肺肝二经发热。

细辛　味辛,性热,入心经,能去风止泪,头痛,益肝胆,通窍,去叶用。

山栀子　味苦，入肺经。泻肺火，除五脏热。目热赤肿宜用，要炒。

木贼　味甘，入肺经。去目翳，益肝胆，明目去风，通窍止泪。

苍术　味辛，性温，入胃经。平胃气，去风邪，去湿止泪，发散。用米泔水浸，一日一换，水浸炒干用。

瞿麦　味苦，入小肠经。去膀胱热，养肾气，明目利小便。

黄芪　味甘，性温，入脾经。行气固表虚，血滞不行，宜用蜜浸火炙，研为末作丸，如不作丸，勿如此。

滑石　入小肠经。能降上炎之火，通九窍利小便。

车前子　味甘咸，性寒，入小肠经。清利小便，去肝经风热。

石决明　入肝经。去目障明目，有沉坠之功。肝虚者不用，火煅极红为度。

青葙子　性微寒，入肝经。泻热上冲，去赤障。肝虚不用，制用酒洗。

草决明　入肝经。治肝热，热痛泪出，明目。肝虚不用。

白蒺藜　不入汤药，宜丸。入肝经，明目、去风、止痒。炒，杵去刺用。

牡丹皮　味苦寒,入肾经。泻阴火阳火,能凉心血,能行滞血,止痛。

地骨皮　味苦寒,入肾经。退热除蒸,泻肺热宜用。

桑白皮　味甘,入肺经,除肺热,泻肺气。肺寒不用。

麦门冬　味甘寒,入肺经。治肺热,去肺腑火,又清心窍。

密蒙花　味甘,入肝经。去目中赤脉眵泪,能明目。

乌药　入肝经。能顺气,行气,去风。

胡黄连　味苦寒,入肝经。退骨热潮热,补肝胆明目,能治小儿疳伤不下食,霍乱,热痢疾,小儿药多用之。

蔓荆子　味苦寒,入三焦。治头疼,眼睛痛,能明目,开郁降火。

枸杞子　味甘,入肾经。补肾明目,去目中赤膜遮睛,酒洗用。

何首乌　味苦,入心经。祛风寒,治阳明头疼。

蝉退　入肝经。去风解毒,脱目翳,止泪,散寒邪。

白术　味苦温,入脾、胃经。能健脾胃,生津液,去胞睑湿热。气喘者勿用，又能助气。

香附米　味苦辛。能行气，助胃气，止泪去湿。用之炒去毛，杵净。

夏枯草　禀纯阳之气，得阴气则枯，能止泪去风，以阳补阴之理。

千里光　入心经。去风，解毒热，明目，亦能行气。即夜明砂，水淘去屎留砂。

一种草药名千里光，采其嫩叶，净洗捣汁，熬成膏，单用点眼，退翳明目，恐即此也，前注恐非。

远志　味苦气温，入心经。定心益志，利窍，安魂魄。

犀角　入心经。凉血，解心热，清头目。铁锉锉碎用，或水磨服。

羚羊角　入肝经。清肺肝火，清心明目。肝虚不用。

石膏　入胃经。泻胃火伏热，有镇之功。胃虚不用。

干葛　味甘平，入胃经。解肌发表，退热，升提胃气。

藁本　味辛，入膀胱经。去颠头痛，引药上行。

使君子　味甘，入胃经。杀疳虫，利小便。

薄荷　味辛，寒，入肝经。去贼风，发表，利关节，止痛。

菊花　味苦甘,微寒,入肝经。明目,清头风,去目翳,发表。

茺蔚子　味辛甘,入眼经。除血热,明目去风。

甘草　味甘,生寒熟温,入脾经。生用能泻火解毒,炙者能助胃和平。

桑螵蛸　补肾去风,通五淋,利小便,明目散翳。

槐花　味苦,寒,入心经。去心赤,泻血,泻大肠热。

郁金　味苦,寒,入心经。治血郁于目,能凉,能破心下气,开郁。

黑参　味苦咸,入肾经。补肾气,明目,得黄芩泻肝火,除肝热。

知母　味苦,寒,入肾经。补肾水,泻肾火、三焦火。

桔梗　味苦,温,入肺经。治肺热,为诸药之舟楫,乃肺部之引经。

芒硝　治积聚热疾,利大便不通。

汉防己　味辛苦,寒,通行诸经,去风寒,有走达之功。

蒲黄　味甘,性平,入心经。能消瘀血,破血、消肿,炒用。

连翘　泻心火,解脾胃湿热,除心经客热。

五味子　味酸,性温,入肾经、肺经。补肾、滋肺、益肝。

独活　味苦,温,走诸经。去外受贼风,无分新旧。

楮实子　味苦,寒,入肺经。升阳上行,能去风,治头痛。

肉苁蓉　味酸咸,性温,入肾经。补肾生精。用酒洗,相火旺不用。

川椒　味辛,热。用之于上,退六腑之沉寒;用之于下,去目中障盲。去目炒去汗用。

人参　味甘,性温,无毒,入肺经。补气不足,安魂魄,生精,开心窍,通血。肺寒可用,肺热伤肺。

白茯苓　味甘,温,入肺经。安魂定魄,补心虚,养神,利小便。

旋覆花　味甘,入肺经。清痰明目,治头风。

菟丝子　味辛甘,入肾经。补肾明目,能去目黑花。酒洗蒸饼,晒干为丸,不做丸勿制。

泽泻　味甘,寒,入膀胱。利水通淋,补阴不足,明目。

黑附子　味辛,大热,入三焦。主阳,散风,去寒邪。火旺者不用。即大附子去粗皮。

木香　味苦,性温,入心经。主治心痛,泄胞腹中滞寒冷气。不必过火,磨入药中服。

牛膝　能引诸药下行。凡用土牛膝,春夏用叶,冬用根。惟叶之效尤速,能益精。又治竹木刺入肉,敷之即出。

石斛　味甘,性温,入肾经。去胃热,补阴血,益精,壮筋骨。

红花　味甘苦,入心经。能破血,行滞血,少用又养血。

天门冬　味苦,气寒,入肺经。泻肺火,定肺气,利小便,凉血。去心,杵为饼,晒干为丸,如不做,分研。

石菖蒲　味辛,性热,入肾经。补肾,能开心窍,明目。

柴胡　味苦,寒,入肝经。能除往来结热积于胸中,除肝热。又得黄芩能泻肝火。

黄芩　味苦,寒,入肺经。枯者泻肝火,实者退膀胱热。

巴戟　能补肾益精,疗阴痿,引气上行。

陈皮　去白者消痰利气,留白者补胃和中。

葶苈　味苦,寒,入肺经。泻肺喘,利水,下肺气。炒用。

芎劳　入脑。治头痛,血虚者去头风,养血。

白附子　一名两头尖。去风痰,止头痛,去粗皮用。

天麻　主头风,去风痰,利四肢湿痹。

枳壳　宽肠下气,祛风化痰,治风邪作痛。

瓜蒌根　即天花粉,入肺经。去痰火,解热毒,又能除酒毒。肺寒者不用,冷痰者不可过用,有热药,此宜亦可用之。

萹蓄　利小肠经热闭。

小茴香　味辛,气平。开胃行气,止呕吐,膀胱冷气肿痛,入药炒。

南星　去风痰,消肿毒。用姜汁煮过。

草乌　走筋骨,败血,去风止痛。姜汁煮用。

川乌　去风寒作痛,助阳。

荆芥　去皮风邪发。

雄黄　解热毒,散血止痛。

乳香　调血气,利诸经之痛。制用厚箬三片,夹药在中,熨斗火熨去油,研末用。

没药　破血止痛,去目翳晕。同前制法。

血竭　破积血止痛,去赤肤。

木通　利小肠经结热,降心火。

牛蒡子　去风,明目,行血。

蛤粉　能消痰火,凉血,解肌表极热。

蛇退　即蛇皮。去风毒,止泪痒痛。

全蝎　消风毒,破风痰。尾更佳,去四足。

藿香　开胃气,结痰利之。

蚕退　去风消痰,明目去翳膜。即晚蚕沙。

龙脑　即薄荷。性热,能通利寒热,去风,消目赤。

甘松　味甘,性温,去风下气,治心腹痛,辟恶气。

朱砂　镇心,安魂魄,凉血。

肉桂　引太阳经,止头痛,去寒邪,利肝胆气。

白敛　散结气,除目赤热。

藜芦　吐气风痰,快膈。去芦用根,有大毒,用宜斟酌。

白及　去贼风,解中风热闭。

猪牙皂角　去风痰,解表利气。炙去皮弦。

香白芷　去皮肤风热疮痒。

杏仁　润肺气,去痰行血。

紫苏　消痰,解表,利气。

夜明砂　明目去风。

山茱萸　入肾经。除头晕,补虚生精。去核。

天麻子　去风,补肾,明目。研碎入煎药。

熊胆　退热降火,去目赤热。试真假用水一碗,撒灰在内,将熊胆放水中,分灰水各开两边为真者,其色润黑。

山药　补肾不足,生精。

牛黄　去热痰,能安魂魄,凉血清心。

石燕　通血,利小便,治淋。

蕤仁　去目中赤痛风痒,去翳。制法:去壳用仁,以竹筒盛在内,于红火煨药,纸干取出,打去油听用。

珍珠　清心明目去目翳。制法:用豆腐一块,入珠于腐内,蒸过取出,用洗净无浆白绵布两三重包珠,石上杵烂,用细末。

玄精石　安魂魄,有气之功。

沙鱼皮　解风毒,止泪。

威灵仙　去风邪。

青皮　能下气快膈,消痰浊气,升于至高者而能下气。虚者不用。

青盐　补肾引至下部。水磨,花铜锅熬成盐,听用。

川楝子　明目,退热,补肾。去核用。

沉香　补右尺命门,壮元阳,散滞血。

方剂索引